Neue Hilfen bei Pseudo-Krupp

ECON Ratgeber

Im ECON Taschenbuch Verlag sind folgende Titel von Werner Zenker lieferbar:
Mit Asthma leben lernen (TB 20049)
Heuschnupfen verstehen und richtig behandeln (TB 20510)
Das chronische Erschöpfungssyndrom. Wege zur Hilfe und Selbsthilfe bei CFS (TB 20547)

Zum Buch:

Pseudo-Krupp ist eine häufige Erkrankung des Kindesalters – aber keine harmlose: Das plötzliche Auftreten von bellendem Husten und Erstickungsanfällen in der Nacht ist immer dramatisch. Zwar helfen oft recht einfache Maßnahmen, manchmal tritt aber sehr schnell ein bedrohlicher Zustand ein, der eine Notfallbehandlung nötig macht.
Dieser Ratgeber vermittelt Eltern Entscheidungssicherheit im Umgang mit dem Pseudo-Krupp ihres Kindes. Er informiert nicht nur ausführlich über die Symptome und die vielfältigen Ursachen von Pseudo-Krupp, sondern gibt außerdem viele alltagsnahe Hinweise zu wirksamen Behandlungsweisen und Möglichkeiten der Selbsthilfe. Dabei werden schulmedizinische Verfahren und die Notfallbehandlung im Krankenhaus ebenso angesprochen wie naturheilkundliche Methoden zur Infektvorbeugung und zur Unterstützung des Immunsystems.

Der Autor:

Werner Zenker ist Autor erfolgreicher Ratgeber aus dem medizinisch-psychologischen Bereich. Neben der Verarbeitung grundlegender aktueller Fachliteratur zeichnen die Ergebnisse vieler Gespräche mit Klinikern, mit ambulant tätigen Ärzten und vor allem mit Betroffenen selbst seine Bücher aus.
Für seine Bücher *Mit Asthma leben lernen* und *Mein Kind hat Asthma* erhielt Werner Zenker 1985 den Preis der Deutschen Gesellschaft der Atemwegserkrankungen, die heute Deutsche Atemwegsliga heißt.

Werner Zenker

Neue Hilfen bei
Pseudo-Krupp

Vorbeugen, lindern, heilen

Econ Taschenbuch Verlag

Veröffentlicht im ECON Taschenbuch Verlag
Originalausgabe

Umschlaggestaltung: Init GmbH, Bielefeld
Titelabbildung: IFA-Bilderteam, Düsseldorf

Gesetzt aus der Syntax und Stone Serif
Satz: HEVO GmbH, Dortmund
Druck und Bindearbeiten: Ebner Ulm
Printed in Germany
ISBN 3-612-20559-5

Inhalt

EINLEITUNG 9

PSEUDO-KRUPP – WAS IST DAS EIGENTLICH? 16

Ein typischer Pseudo-Krupp-Anfall 16

Nur Kinder können Pseudo-Krupp bekommen 17

Die Ursachen von Pseudo-Krupp 19

Pseudo-Krupp ist oft die Folge eines Virusinfekts . . 19

Spasmodischer Pseudo-Krupp: Anfälle können auch ohne Infekte auftreten 21

Familiäre und persönliche Voraussetzungen begünstigen das Entstehen von Pseudo-Krupp . . . 22

Was haben Wetterlage und Luftschadstoffe mit Pseudo-Krupp zu tun? 24

Zusammenfassung 26

DIE BEHANDLUNG VON PSEUDO-KRUPP-ANFÄLLEN 28

Der Besuch beim Arzt 29

Medikamente, die beim akuten Pseudo-Krupp-Anfall verordnet werden 36

Beruhigungsmittel 37

Schleimlösende Mittel 37

Schleimhautabschwellung durch Kortison-Zäpfchen 38

Adrenalin 41

Erkältungsmedikamente 43

Antibiotika 43
Zusammenfassung 46

SELBSTHILFE BEI PSEUDO-KRUPP-ANFÄLLEN 47
Befeuchten der Atemluft 47
Ruhig bleiben – wie macht man das? 54
Was Sie auf keinen Fall tun sollten 61
Am Tag danach – Schöpfen Sie wieder Kraft 63
Zusammenfassung 68

GRENZEN DER SELBSTHILFE – WANN IST KRANKENHAUSBEHANDLUNG NÖTIG? 72
Zusammenfassung 83

INFEKTANFÄLLIGKEIT VORBEUGEN UND IMMUNABWEHR UNTERSTÜTZEN 85
Erkältungen sind Virus-Infektionen 87
Der akute Erkältungsinfekt – richtige Behandlung kann Pseudo-Krupp-Anfälle verhindern oder abschwächen 92
Ansteckungsmöglichkeiten vermeiden 103
Die Immunabwehr unterstützen 108
Bei einer Immunschwäche ärztliche Beratung suchen! 109
Immunschwächende Einflüsse vermeiden 112
Zusammenfassung 117

SCHADSTOFFE ERKENNEN UND VERMEIDEN 119
Schadstoffe in der Außenluft 124
Weshalb man Schadstoffangaben und Richtwerte kritisch sehen sollte 126
Schadstoffe im Innenraum 130
Zusammenfassung 132

ALTERNATIVE HEILMETHODEN 133
Zusammenfassung 143

SCHLUSSBEMERKUNGEN 144
Ihre berechtigte Sorge: Wie geht es weiter? 144
Allergien, Heuschnupfen und Asthma frühzeitig erkennen 147
Resignieren ist nicht nötig – jeder kann etwas tun! . . . 149

ADRESSEN 153

Einleitung

Wenn man verschiedene Bücher und Zeitungsartikel zum Thema Pseudo-Krupp liest und miteinander vergleicht, dann könnte man leicht den Eindruck bekommen, daß über völlig unterschiedliche Erkrankungen berichtet wird.

Da findet man eher verharmlosende Darstellungen. Sie beschreiben Pseudo-Krupp als eine normale, weitverbreitete Kinderkrankheit, die spätestens bei Schulkindern von selbst wieder ohne weitere Folgen verschwindet. Man könnte glauben, daß Pseudo-Krupp also nur eine besonders lästige Form von Erkältung im Kleinkindalter ist.

In anderen Veröffentlichungen wird dagegen ganz stark auf das gehäufte Auftreten von Pseudo-Krupp in bestimmten Gegenden und bei bestimmten Schadstoffkonzentrationen der Luft hingewiesen. Diese Autoren betonen warnend: Umweltbedingungen machen unsere Kinder krank.

Manchmal wird dieser Argumentation abfällig entgegengehalten, daß es nicht gelungen sei, einen Zusammenhang zwischen Schadstoffbelastung der Luft und dem Auftreten von Pseudo-Krupp herzustellen. »Pseudo-Krupp – ein Medientheater der 80er Jahre«, kann man dann hören, und vielleicht wird man darauf hingewiesen, daß von den über zweihundert Pseudo-

Krupp-Selbsthilfegruppen, die es zwischen 1985 und 1990 gab, nahezu keine mehr existiert.
In Ratgebern für Eltern ist Pseudo-Krupp oftmals an den Rand gedrängt: Es erscheint da als eine von vielen möglichen Atemwegserkrankungen und wird auf wenigen Seiten abgehandelt.
Allerdings: Womit sich die Medien nicht mehr beschäftigen und mancher Ratgeber nicht intensiv genug, das kann natürlich weiterhin existieren und für jeden, der davon betroffen ist, enorm wichtig sein.
Wer ein Buch kauft, das »Pseudo-Krupp« im Titel führt und darüber nur auf wenigen Seiten berichtet, ist zu Recht enttäuscht. In dem Ratgeber, den Sie jetzt in den Händen halten, steht »Pseudo-Krupp« nicht nur drauf – es steckt auch drin. Diese Krankheit ist auch das einzige Thema des Buchs, weil ich davon ausgehe: Ihr Kind hat Pseudo-Krupp, und das Problem brennt Ihnen auf den Nägeln. Sie suchen Hilfe für Ihr Kind und für sich. Deshalb richtet sich mein Ratgeber an Leute, die sich nicht mit Kurztips in Broschüren oder Faltblättern zufriedengeben möchten, sondern die den Wunsch haben, selbstverantwortlich und kompetent mit der Erkrankung ihres Kindes umgehen zu wollen. Dies Buch möchte Ihnen das grundlegende Wissen dazu vermitteln, ohne daß Sie dafür ein medizinisches Studium absolviert haben und ohne daß Sie nach jeder Seite erst einmal im medizinischen Wörterbuch nachschlagen müssen.
Sie haben ein Recht dazu. Die medizinische Fachliteratur läßt ja gar keinen Zweifel daran aufkommen: Pseudo-Krupp ist eine häufige Erkrankung im Kindesalter, und sie kann im Einzelfall lebensbedrohlich sein. Zwar verschwindet Pseudo-Krupp bei etlichen Kindern nach einigen Jahren von selbst. Bei vielen andern kann es

aber als möglicher Vorbote weiterer Erkrankungen gesehen werden: Kinder, die im höheren Lebensalter an Atemwegserkrankungen wie Heuschnupfen, Asthma oder chronischer Bronchitis leiden, haben als Kleinkinder oft Pseudo-Krupp gehabt. Dies ist glaubwürdig genug aus Gesprächen mit Eltern von Asthmakindern zu erfahren, auch wenn es dazu nur wenig statistische Aussagen aus medizinischen Untersuchungen gibt.

Aber Pseudo-Krupp braucht nicht nur als ein Warnzeichen ernstgenommen werden. Jeder Pseudo-Krupp-Anfall selbst ist ein Ereignis, das vor allem beim ersten Auftreten auf alle Beteiligten bedrohlich, erschütternd und beängstigend wirkt. Fast alle Eltern bemühen sich dann um notärztliche Hilfe oder wenden sich an ein erreichbares Krankenhaus.

Wiederholen sich die Anfälle, dann entwickeln etliche Eltern Strategien zur Selbsthilfe, und sie gehen manchmal erst wieder mit dem Kind zum Arzt, wenn ein neues Rezept für Medikamente benötigt wird. Dies führt dann zu der Situation, daß der Arzt oft von der Häufigkeit des Auftretens gar nicht unmittelbar erfährt, sondern höchstens durch Nachfragen. Ich habe jedenfalls bei der Arbeit an diesem Buch den Eindruck gewonnen, daß aus diesem Grund die Häufigkeit von Pseudo-Krupp-Anfällen durch Kinderärzte sehr viel geringer eingeschätzt wird, als sie tatsächlich nach den Angaben der Eltern ist.

Grundsätzlich gilt ja bei allen Krankheiten: Zwischen dem, was Ärzte wissen und raten, und dem, was Betroffene dann tun, klafft eine große Lücke. Für Pseudo-Krupp bedeutet das:

- Nicht alles, was der Arzt vorschlägt und verordnet, wird getan.

- Nicht alles, was die Eltern tun oder lassen, erfährt der Arzt.
- Nicht alles, was wichtig ist, wird vom Arzt erklärt.
- Und nicht alles, was die Eltern wissen wollen, wird gefragt.

Im Gegensatz zu Ratgebern, die von Ärzten geschrieben wurden, habe ich deshalb in diesem Buch einen Schwerpunkt auf die konkreten Erfahrungen von Eltern im Umgang mit Pseudo-Krupp gelegt.

Ärztliche Vorschläge, die vom medizinischen Standpunkt gut, richtig und einsichtig sind, habe ich daraufhin abgeklopft, ob sie im Alltag umzusetzen sind.

»Im Zweifelsfall unbedingt den Hausarzt rufen« – lese ich zum Beispiel in einer Broschüre. Ob und wie man das nachts um 2 Uhr macht, das können einem aber betroffene Eltern besser sagen als ein Arzt.

An anderer Stelle finde ich den Ratschlag: »Sie müssen sich unbedingt dazu zwingen, Ruhe auszustrahlen.« Das ist, psychologisch gesehen, Irrsinn: Ruhe kann man haben oder bewahren, aber nicht erzwingen. Wie man aber bei einem Pseudo-Krupp-Anfall des Kindes von vornherein ruhig bleiben kann, das können einem am besten die Eltern erzählen, die so etwas über Jahre mitgemacht haben.

Nicht nur ruhig zu bleiben, sondern danach auch wieder eigene Kraft schöpfen – so etwas kann man lernen. Viele Ärzte und Ratgeber übersehen leider, daß Eltern (und hier vor allem die Mütter) auf die Krankheit ihres Kindes nicht emotionslos und professionell »medizinisch korrekt« reagieren können. Vielmehr stoßen sie im Zusammenspiel zwischen Haushalt, Beruf, Partnerschaft und eigenen Ansprüchen schnell auch an die eigenen Belastungsgrenzen. »Der Pseudo-Krupp unseres Sohnes war der erste echte Härtetest für unsere Ehe«, sagte mir eine Mutter. Andere, denen ich diesen Satz zur Beurteilung zitierte, stimmten zu: Sie hatten Ähnliches erlebt.

Ich habe versucht, in diesem Ratgeber familiäre Probleme und all den alltäglichen »Kleinkram« mit zu berücksichtigen, der einem dann im Weg steht, wenn man sich bemüht, medizinisch sinnvolle Ratschläge in die Tat umzusetzen, zum Beispiel:

- den Partner, der weiterschläft, überhaupt nichts mitbekommt und am morgen fröhlich zur Arbeit geht,
- die eigene Müdigkeit,
- Wartezeiten beim Kinderarzt
- oder den Kindergeburtstag am nächsten Tag, der vielleicht wegen Krankheit ausfallen muß.

Die einzelnen Kapitel dieses Buches entsprechen der Abfolge, in der man sich normalerweise mit der Pseudo-Krupp-Krankheit seines Kindes beschäftigt:

Nach dem ersten Auftreten sucht man ärztliche Hilfe. Hier sollte man erfahren, welche Krankheit vorliegt und welche Ursachen dafür in Frage kommen (Kapitel 1 und 2).

Ein erneutes Auftreten ist wahrscheinlich. Deshalb sollten Medikamente verschrieben und andere Maßnahmen abgesprochen werden, die beim nächsten Mal eine angemessene Reaktion ermöglichen (Kapitel 3).

Mögliche Maßnahmen zur Selbsthilfe bei weiteren Pseudo-Krupp-Anfällen gibt es eine Menge. Was in einer Familie und bei einem bestimmten Kind aber nützlich und praktikabel ist, kann vielleicht bei anderen nicht durchgeführt werden. Deshalb muß neben dem Alter des Kindes auch die gesamte familiäre Situation berücksichtigt werden (Kapitel 4).

Man sollte außerdem wissen, wann unbedingt eine

Krankenhauseinweisung nötig ist und was im Krankenhaus passiert (Kapitel 5).
Das alles ist aber eigentlich bloßes »Krisen-Management«.
Wer damit nicht zufrieden ist, bei dem geraten Überlegungen in den Vordergrund, ob man weitere Pseudo-Krupp-Anfälle auch verhindern kann.
Wenn die Anfälle ausschließlich im Zusammenhang mit Erkältungskrankheiten auftreten, dann muß man sich mit den Themenbereichen Infektanfälligkeit und Immunabwehr beschäftigen (Kapitel 5).
Bei Pseudo-Krupp ohne erkennbare Begleitinfekte führt die Frage, wie vorzubeugen ist, unweigerlich in den Bereich der Schadstoffe (Kapitel 6).
Auch mit der Vielfalt alternativer Behandlungsverfahren, bei denen das Spektrum von äußerst nützlichen und hilfreichen Maßnahmen bis hin zur Scharlatanerie und Geldschneiderei reicht, sollte man sich auseinandersetzen (Kapitel 7).
Sie machen nichts verkehrt, wenn Sie nur die Kapitel lesen, die Sie im Moment unmittelbar interessieren. Manche Dinge werden erst im Verlauf einer Erkrankung wichtig. Sie können also immer dann etwas nachlesen und sich informieren, wenn es wirklich wichtig für Sie wird. Um dieses stückweise Lesen zu besonders interessierenden Fragen möglich zu machen, war es nötig, ab und zu einzelne Informationen zu wiederholen. Bitte stören Sie sich nicht daran, wenn Sie das ganze Buch in einem Rutsch durchlesen sollten.
Doch auch, wenn Sie sich im Augenblick nur dafür interessieren, wie Sie Ihrem Kind unmittelbar bei einem Pseudo-Krupp-Anfall helfen können: Schieben Sie die Gedanken und Anregungen aus den Kapiteln 5-7 nicht

zu weit beiseite – in der vagen Hoffnung, der Pseudo-Krupp Ihres Kindes werde sich schon von selbst auswachsen. Es wäre bedauerlich, wenn Sie später auch zu den Eltern von Kindern mit chronischen Atemwegserkrankungen gehörten, die schon viele Jahre alles Wesentliche über mögliche vorbeugende Maßnahmen gewußt, aber nicht gehandelt haben.

Beim Erarbeiten dieses Ratgebers haben mir viele Menschen, die mit Pseudo-Krupp Erfahrung haben, durch Gespräche, Hinweise, Ratschläge und Korrekturen geholfen. Ganz wichtig waren dabei auch die Berichte von denen, die mit der Krankheit ihres Kindes auch nach längerer Zeit nicht sicher und souverän umgehen konnten: Sie haben mir am deutlichsten zeigen können, weshalb und in welchen Bereichen die ärztliche Beratung häufig am Informationsbedürfnis und an der Problemlage der Eltern vorbeigeht.

Die Gesprächsanteile waren unterschiedlich, aber es wäre ungerecht, einzelne Namen hervorzuheben.

Außerdem konnte durchaus nicht jede/r Gesprächspartner/in alle meine Gedanken teilen und würde bei einer namentlichen Nennung unfreiwillig in einen Zusammenhang gestellt, in den sie/er nicht hineingehört.

Ein besonderer Dank gilt aber der Arbeitsgemeinschaft Allergiekrankes Kind in Herborn. Hier konnte ich ungehindert in der Fachliteratur stöbern, und man hat mir ganz wesentliche Hinweise auf mögliche Ansprechpartner gegeben.

Ich wünsche Ihnen und Ihren Kindern alles Gute.

August 1996 Werner Zenker

Pseudo-Krupp – was ist das eigentlich?

Ein typischer Pseudo-Krupp-Anfall

Wahrscheinlich war Ihr Kind höchstens zwei Jahre alt, als es seinen ersten Pseudo-Krupp-Anfall bekam. Vielleicht hatte es ein bis zwei Tage vorher schon etwas Schnupfen. Genausowenig wie alle anderen Eltern haben Sie aber erwartet, was dann bei einem Pseudo-Krupp-Anfall kommt:

Mitten in der Nacht werden Sie aus dem Schlaf gerissen. Das Kind hustet heftig, mit lautem, bellendem Geräusch. Wenn es nicht hustet, dann weint es. Es hat offensichtlich Angst. Falls es so alt ist, daß es schon sprechen kann, verstehen Sie es trotzdem kaum, denn eine Heiserkeit bis zur völligen Stimmlosigkeit hat sich eingestellt. Beim Einatmen kann man ein heiseres Röcheln hören. Das Kind bekommt offensichtlich kaum Luft. Bei jedem Atemzug zieht sich die Haut in der Schlüsselbeingrube ein, manchmal auch in der Magengegend und an den Seiten, so heftig ringt das Kind nach Luft. Das Herz des Kindes rast. Wenn der Anfall länger dauert, verfärbt sich durch den Sauerstoffmangel vielleicht sogar die Haut bläulich.

Ein Pseudo-Krupp-Anfall erschreckt und verängstigt nicht nur das Kind, sondern immer wieder auch die

Eltern. Pseudo-Krupp-Anfälle sind deshalb typische Situationen für den nächtlichen ärztlichen Notdienst – und zu Recht: Alle ärztlichen Fachinformationen betonen sehr deutlich, daß Pseudo-Krupp-Anfälle zwar selten, aber manchmal sehr rasch zu lebensbedrohlichen Situationen werden. Vereinzelt wird deshalb sogar die Meinung vertreten: Jeder Pseudo-Krupp-Anfall sollte im Krankenhaus behandelt werden.
Neben einer unmittelbaren Hilfe für ihr Kind wollen Eltern deshalb nach dem ersten Pseudo-Krupp-Anfall ihres Kindes wissen: Was passiert eigentlich bei einem Anfall? Wie kommt es zu dieser Krankheit? Und wieso bekommt ausgerechnet mein Kind Pseudo-Krupp?

Nur Kinder können Pseudo-Krupp bekommen

Ein Pseudo-Krupp-Anfall ist eine Entzündung des Kehlkopfs und der Stimmbänder. Die entzündeten Stimmbänder verursachen die Heiserkeit und den charakteristischen bellenden Husten. In der Luftröhre unterhalb des Kehlkopfs schwillt die Schleimhaut an und verengt die Atemwege. Gleichzeitig wird auch Schleim abgesondert. Er kann nicht abgehustet werden und engt zusätzlich die Luftröhre ein. Dadurch kommt es zur Atemnot und bei sehr starker Einengung zur Gefahr des Erstickens.

Pseudo-Krupp ist eine Entzündung des Kehlkopfs und der Stimmbänder bei gleichzeitiger Schleimbildung

Leider sind Pseudo-Krupp-Anfälle überhaupt nichts Seltenes. Ein Kind, das einmal Pseudo-Krupp hatte, bekommt mit sehr großer Wahrscheinlichkeit in den nächsten Jahren weitere Anfälle. Manchmal sind es vier oder fünf Anfälle. Andere Kinder müssen bis zu fünfzig Pseudo-Krupp-Attacken erleiden.

Es wird geschätzt, daß bei zehn bis fünfzehn Prozent aller Kinder Pseudo-Krupp-Anfälle auftreten. Manche Schätzungen liegen noch höher. Jungen sind von Pseudo-Krupp häufiger betroffen als Mädchen, übergewichtige Kinder häufiger als normalgewichtige: Beide Beobachtungen werden überall beschrieben, ohne daß es dafür eine nähere Erklärung gibt. Pseudo-Krupp-Kinder sollen in gutsituierten Familien mit höherem Bildungsstand häufiger vertreten sein als in ärmeren Schichten mit niedrigem Ausbildungsniveau. In dieser Beobachtung spiegelt sich jedoch wahrscheinlich nur ein unterschiedliches Verhalten bei der Suche nach ärztlicher Hilfe wider. Bei statistischen Vermutungen über Krankheitshäufigkeit können natürlich nur die Fälle gezählt werden, in denen auch ein Arzt oder das Krankenhaus aufgesucht wurden.

Pseudo-Krupp haben weitgehend nur jüngere Kinder. Die Erkrankung tritt immer zuerst im Alter zwischen vier Monaten und zwei Jahren auf und verschwindet oft mit dem Eintritt ins Schulalter. Trotzdem kann man aber von Kinderärzten und Eltern immer wieder hören, daß einige Pseudo-Krupp-Kinder noch bis zum zehnten oder gar zwölften Lebensjahr Anfälle bekommen.

Das hauptsächliche Auftreten von Pseudo-Krupp im Kleinkindalter liegt an den Besonderheiten des kindlichen Körperbaus. Bei Jugendlichen und Erwachsenen äußert sich das gleiche Krankheitsbild als Kehlkopf- oder Stimmbandentzündung. Heiserkeit und lauter Husten zeigen dann zwar noch die Verwandtschaft zum Pseudo-Krupp. Die Atemnot bis hin zu Erstickungsanfällen kann es bei einer Kehlkopf- und Stimmbandentzündung aber nur bei jüngeren Kindern geben.

Denn: Zum einen sind der Kehlkopf und der ihn umgebende Bereich beim kleinen Kind viel weicher als bei älteren Kindern, Jugendlichen oder Erwachsenen. Entzündungen und Schwellungen wirken sich deshalb viel dramatischer aus. Zum anderen sind die Luftwege bei kleinen Kindern sehr viel enger. Beim normal großen zweijährigen Kind ist die Luftröhre unterhalb des Kehlkopfs etwa 5 Millimeter breit. Eine Schwellung um nur einen Millimeter halbiert die Querschnittfläche schon fast um die Hälfte. Dadurch wird der Atemwegswiderstand annähernd um das Sechzehnfache erhöht! Bei Angst und Aufregung kann sich dieser Widerstand noch einmal verdoppeln. Die Hauteinziehungen und in schlimmeren Fällen auch die Einziehung der seitlichen Brustkorbpartien zeigen, wie sehr die Atemmuskulatur dadurch beansprucht wird. Es ist bei diesen Einengungen kein Wunder, wenn es dann in besonders schlimmen Fällen durch eine akute Sauerstoffunterversorgung zur Blaufärbung der Haut kommt.

Bei starken Anfällen kann es zur akuten Sauerstoffunterversorgung kommen

Daß Pseudo-Krupp-Anfälle ausschließlich nachts auftreten, liegt an den besonderen Veränderungen des Körpers während des Schlafens, aber auch am langen Liegen: Ein Mittagsschlaf reicht normalerweise nicht aus, um diese physiologischen Veränderungen zu bewirken.

Die Ursachen von Pseudo-Krupp

Pseudo-Krupp ist oft die Folge eines Virusinfekts

So wie die Kehlkopfentzündung oder die Stimmbandentzündung beim Erwachsenen wird auch Pseudo-Krupp bei Kindern häufig durch Viren ausgelöst. Dabei handelt es sich um ganz normale Erkältungsviren. Eine ärztliche Untersuchung könnte unterscheiden, ob es sich um Rhinoviren, Coronaviren, Parainfluenza-, Influenza-, RS- oder Adenoviren handelt. Das ist für die Behandlung aber nicht von Bedeutung.

Deshalb sollten auch Eltern wissen: Pseudo-Krupp wird nicht von besonders gefährlichen Viren ausgelöst. Das Problem ist nicht der Virus, sondern die eben beschriebene besondere Art des kindlichen Organismus, auf eine Kehlkopfentzündung zu reagieren. Der Arzt spricht bei Pseudo-Krupp-Anfällen im Verlauf von Erkältungsinfekten eventuell von einem »viralen Pseudo-Krupp«.

Weil es eben normale Erkältungsviren sind, die Pseudo-Krupp auslösen können, haben Pseudo-Krupp-Kinder oft auch schon ein paar Tage vorher Erkältungsanzeichen. Auch Kinder, die schon einmal bei einem Infekt Pseudo-Krupp hatten, können einen nächsten Infekt haben, ohne daß Pseudo-Krupp-Anfälle auftreten. Eine deutlich erhöhte Wahrscheinlichkeit für Pseudo-Krupp besteht aber trotzdem bei ihnen. Deshalb sind sie auch besonders gefährdet, wenn andere, ältere und erwachsene Familienmitglieder Husten oder Schnupfen haben. Genauso groß ist die Gefahr einer Ansteckung, wenn die Kinder im Kindergarten, in der Spielgruppe oder in der Nachbarschaft mit erkälteten Freundinnen und Freunden zusammen sind. Für Überlegungen zum vorbeugenden Schutz und zum frühzeitigen Erkennen, wann vielleicht wieder der nächste Pseudo-Krupp-Anfall droht, ist das wichtig zu wissen. (Umgekehrt können Kinder, deren Pseudo-Krupp auf einem Virusinfekt beruht, selbstverständlich auch die Menschen ihrer Umgebung anstecken, allerdings nicht mit Pseudo-Krupp, sondern eben mit sogenannten banalen Erkältungskrankheiten. Deshalb lie-

gen betreuende Eltern oft auch gerade dann selbst mit Husten und Schnupfen im Bett, wenn die Kinder nach ein paar Tagen wieder gesund sind.)
Pseudo-Krupp-Anfälle, die durch Viren ausgelöst sind, finden meist an den zwei bis drei Tagen statt, an denen der begleitende Infekt seinen Höhepunkt hat. Der zugrundeliegende Infekt dauert, wie jede Erkältung, noch ein paar Tage länger. Wenn er nicht richtig durch Ruhe und angepaßtes Verhalten ausgeheilt wird, besteht die Gefahr, daß aus der Virusinfektion eine bakterielle Infektion wird.

Spasmodischer Pseudo-Krupp: Anfälle können auch ohne Infekte auftreten

Eine gewisse Zahl von Kindern hat Pseudo-Krupp-Anfälle, ohne daß irgendein Zusammenhang mit einem Erkältungsinfekt erkennbar ist: Kein Schnupfen oder Hüsteln am Tag vorher weist darauf hin, daß es nachts zu stärkster Atemnot kommen kann. Nach erfolgreicher nächtlicher Behandlung durch den Arzt oder die Eltern kann es sein, daß das Kind am nächsten Tag vielleicht einen etwas müden, aber ansonsten einen völlig gesunden Eindruck macht. Die medizinische Bezeichnung hierfür heißt »spasmodischer Pseudo-Krupp«, ein plötzlicher krampfartiger Pseudo-Krupp-Anfall.
Diese Form von Pseudo-Krupp ist für Eltern oft beunruhigender als der virale Pseudo-Krupp. Kinder, die ohne eine Verbindung zu einem Erkältungsinfekt Pseudo-Krupp-Anfälle bekommen, haben solche Anfälle nämlich deutlich häufiger als andere Kinder (und selbstverständlich auch zusätzlich noch im Zusammenhang mit unvermeidlichen Erkältungen). Bei diesen

Kindern scheint außerdem die Wahrscheinlichkeit erhöht zu sein, daß das frühe Auftreten von Pseudo-Krupp Vorbote von späteren anderen chronischen Atemwegserkrankungen ist. Dies veranlaßt Eltern und Kinderärzte natürlich dazu, mehr als beim viralen Pseudo-Krupp nach den Ursachen zu forschen.
Dabei geraten zum einen die persönlichen und familiären Bedingungen des Kindes ins Blickfeld, zum anderen die Umweltbedingungen, die auf die empfindlichen Atemwege schädigend und krankheitsauslösend einwirken können.

Familiäre und persönliche Voraussetzungen begünstigen das Entstehen von Pseudo-Krupp

Es gibt Familien, in denen Pseudo-Krupp schon bei den Eltern und den Großeltern gehäuft aufgetreten ist. Von mehreren Geschwistern bekommen in solchen Familien oft alle Pseudo-Krupp-Anfälle. Trotzdem ist Pseudo-Krupp keine Erbkrankheit, sondern es werden von Generation zu Generation die Eigenschaften weitergegeben, die das Auftreten von Pseudo-Krupp begünstigen.
Da ist zum einen die Neigung, auf Reizungen der Schleimhaut mit Schwellungen zu reagieren. Sie ist von Mensch zu Mensch unterschiedlich ausgeprägt, genauso wie die allgemeine Bereitschaft, auf Reize der Atemwege sehr empfindlich zu reagieren – mit Husten, Entzündungen oder Krämpfen. Ärzte sprechen von einer Hyperreaktivität oder von der Hyperreagibilität des Bronchialsystems. Sie ist bei zwar fast der Hälfte aller Menschen und demnach auch bei Gesunden nachzuweisen. Aber: *Alle* Menschen mit chronischen Atemwegserkrankungen haben ein hyperreaktives Bronchial-

system, und es ist auch bei nahezu allen Kindern mit Pseudo-Krupp zu finden.
Neben der Hyperreaktivität des Bronchialsystems wird auch die Neigung zu Allergien innerhalb der Familie weitergegeben. Auch hier gilt: Viele Menschen haben eine Neigung zu Allergien. Ob aber im Lauf des Lebens Allergien ausbrechen, hängt noch von weiteren Bedingungen ab, zum Beispiel davon, mit welchen möglichen Allergieauslösern man überhaupt in Kontakt kommt. Nun ist Pseudo-Krupp zwar keine allergische Erkrankung. Aber besonders die Kinder, deren Pseudo-Krupp-Anfälle aus »heiterem Himmel« ohne Zusammenhang mit Infekten auftreten, besitzen meist auch eine grundsätzliche Allergieneigung.
Bronchiale Hyperreaktivität und Allergieneigung werden also familiär weitergegeben. Damit nicht genug: Es gibt auch Hinweise darauf, daß auch das Auftreten von Pseudo-Krupp im Zusammenhang mit Erkältungsinfekten einen familiären Hintergrund haben könnte, denn immunologische Untersuchungen haben bei Kindern mit Pseudo-Krupp während eines Erkältungsinfekts auffällige Erhöhungen des Immunglobulins E nachweisen können, während diese Erhöhung bei Kindern mit einem einfachen Erkältungsinfekt nicht nachzuweisen war.
Das Immunsystem des Menschen und seine Abwehrkräfte bestimmen natürlich außerdem, wie oft es überhaupt bei einem Viruskontakt anschließend zu einem Infekt kommt. Jeder weiß, daß es Kinder gibt, die nahezu dauernd erkältet scheinen, und andere, die scheinbar kaum einmal eine Erkältung bekommen. Eltern von Pseudo-Krupp-Kindern wünschen sich am liebsten, ihr Kind möge sich überhaupt nicht anstecken. Das ist verständlich. Allerdings ist nicht jede

Erkältung automatisch etwas Schlechtes und Unnormales. Wie die allgemeinen Abwehrkräfte eines Kindes unterstützt werden können, wie viele virale Infekte bei Kindern normal sind und von welchem Zeitpunkt an man von einem deutlich geschwächten Immunsystem ausgehen muß, darüber können Sie im fünften Kapitel mehr lesen.

Was haben Wetterlage und Luftschadstoffe mit Pseudo-Krupp zu tun?

Kinder bekommen vorwiegend in den Monaten Oktober bis März Pseudo-Krupp-Anfälle. Dies kann zum Teil damit erklärt werden, daß das dann herrschende Klima Erkältungskrankheiten begünstigt.
Auf bestimmte Wetterlagen reagieren aber Kinder so kurzfristig mit Pseudo-Krupp-Anfällen, daß hierfür die virale Ansteckung nicht verantwortlich gemacht werden kann. Da sind zum einen schnelle Temperatur- oder Luftdruckschwankungen, wie sie beim Wechsel zwischen Wetterfronten auftreten – Kaltlufteinbrüche oder Warmlufteinbrüche oder schnell aufeinanderfolgende Hochs und Tiefs.
Auffällig ist außerdem die Häufung von Pseudo-Krupp bei der sogenannten Inversionswetterlage, wenn sich wärmere Luftmassen über kältere Luftmassen schieben und dadurch dafür sorgen, daß sich die unteren Luftmassen nicht mehr bewegen. Dann steigt die Konzentration von Schadstoffen wie Schwefeldioxid und Stickoxid in der Luft stark an. Außerdem können hohe Ozonwerte im Sommer dazu beitragen, daß Pseudo-Krupp-Anfälle zur scheinbar völlig untypischen Jahreszeit auftreten.
Eine solche Konzentration braucht für Menschen mit

empfindlichen Atemwegen und für Kinder nicht die amtlich festgelegten Werte zu erreichen, die als allgemein schädlich bewertet werden. Sie reagieren viel früher mit Krankheitssymptomen.
Lassen Sie sich deshalb bitte nicht verunsichern, wenn vielleicht Ihr Arzt oder jemand aus Ihrer näheren Umgebung behauptet, Untersuchungen hätten ergeben, daß es keinen Zusammenhang zwischen Luftverschmutzung und der Häufigkeit von Pseudo-Krupp-Anfällen gibt. Einerseits sollte man der eigenen Wahrnehmung immer mehr vertrauen als irgendwelchen Untersuchungen, von denen man nichts Näheres weiß. Und andererseits: Weil es sprachlich sehr ähnlich klingt, muß man sehr genau zwischen den Aussagen unterscheiden. Denn es ist zwar umstritten und nicht nachgewiesen, ob Pseudo-Krupp grundsätzlich häufiger auftritt als früher, d. h., ob mittlerweile mehr Kinder erkranken als vor einigen Jahrzehnten. Überall unbestritten aber ist die Tatsache: Kinder, wenn sie einmal Pseudo-Krupp gehabt haben, erkranken unter dem Einfluß von Luftschadstoffen erheblich häufiger und heftiger als Kinder mit Pseudo-Krupp in Gebieten, die einigermaßen unbelastet sind. Nur das kann erst einmal für Sie und Ihr Kind mit Pseudo-Krupp wichtig sein.
Den Schadstoffen in der Außenluft steht man erst einmal scheinbar machtlos gegenüber. (Das ist ein Grund dafür, weshalb die Pseudo-Krupp-Selbsthilfegruppen in den achtziger Jahren oft sehr schnell und nachhaltig versucht haben, auch politische Initiativen zu entwickeln – ganz im Gegensatz zu vielen anderen Selbsthilfegruppen, die sich im wesentlichen um die jeweilige Krankheit und die Krankheitsbewältigung kümmern.)
Aber auch in der Innenraumluft, auf die man einen Einfluß hat, gibt es Faktoren, die das Auftreten von

Pseudo-Krupp ganz eindeutig begünstigen. Vor allem sorgt ein verändertes Heiz- und Lüftungsverhalten in Verbindung mit einer immer besseren Isolierung von Türen und Fenstern zunehmend dafür, daß die Luftfeuchtigkeit normalerweise vor allem in der kalten Jahreszeit in allen Wohnungen viel zu gering ist. Zu trockene Luft reizt aber insbesondere dann die Atemwege, wenn sie schon von vornherein empfindlich sind. Aber auch völlig gesunde Menschen bekommen in zu trockener Luft häufiger Erkältungskrankheiten als bei angemessener Luftfeuchtigkeit.

Neuerdings wird auch der Einfluß von Innenraumschadstoffen auf die allgemeine Abwehrlage von Kindern und Erwachsenen herausgestellt. Neben der selbstverständlichen Erkenntnis, daß Tabakrauch für Kinder schädlich ist und Atemwegserkrankungen begünstigt, geht es dabei um Überlegungen, welche Ausdünstungen im scheinbar normalen Wohnumfeld kurz- und langfristige Folgen für die Gesundheit haben können.

Zusammenfassung

Pseudo-Krupp ist eine Erkrankung, die vor allem bei Kindern im Kleinkindalter auftritt und mehrfach wiederkehrt, bei manchen Kindern bis zum Alter von zehn bis zwölf Jahren. Dabei entzünden sich der Kehlkopf und die Stimmbänder sehr plötzlich, meist nachts. Wegen der besonderen anatomischen Verhältnisse bei Kindern werden dadurch die Atemwege so eingeengt, daß es zu schwerer Atemnot kommt, bis hin zu lebensbedrohlichen Zuständen.

Oft ist Pseudo-Krupp die Folge eines Virusinfekts, der ansteckend ist und der bei älteren Personen andere Er-

kältungskrankheiten auslösen kann. Pseudo-Krupp kann aber auch spontan, ohne Infekte auftreten.
Pseudo-Krupp wird nicht vererbt, aber es gibt familiäre Häufungen. Dabei sind vor allem vererbte Faktoren wie die Hyperreaktivität des Bronchialsystems oder die Neigung zu Allergien verantwortlich.
Ob mehr Kinder als früher an Pseudo-Krupp erkranken, wird kontrovers diskutiert. Unbestritten ist, daß Luftschadstoffe die Anzahl und die Heftigkeit der Anfälle erhöhen.
Für Reizungen und Schädigungen der Atemwege und damit auch für Pseudo-Krupp ist aber auch das weitverbreitete Heizverhalten in der kalten Jahreszeit verantwortlich, das dazu beiträgt, daß die Innenraumluft erheblich zu trocken ist.
Innenraumschadstoffe werden vor allem für eine Schwächung der allgemeinen Abwehrlage verantwortlich gemacht.

Die Behandlung von Pseudo-Krupp-Anfällen

Wie kann man einem Pseudo-Krupp-Anfall am wirkungsvollsten begegnen? Alle Überlegungen dazu spielen sich zwischen zwei Polen ab:

- Brauche ich bei dem Pseudo-Krupp-Anfall ärztliche Hilfe für mein Kind?
- Oder ist es möglich, eigenständig zu reagieren und den Anfall selbst zu behandeln?

Grundsätzlich gilt dabei: Ärztliche Hilfe und Beratung ist eigentlich immer nötig,

- wenn die Pseudo-Krupp-Anfälle zum ersten Mal auftreten,
- wenn der Anfall so untypisch abläuft, daß Sie ernsthafte Zweifel haben, ob das überhaupt Pseudo-Krupp ist
- und wenn der Anfall so schlimm ist, daß Erstickung droht.

Selbstbehandlung ist dann möglich,

- wenn die Pseudo-Krupp-Anfälle ganz typisch verlaufen,
- wenn Sie selbst über den Ablauf zunehmend sicherer geworden sind
- und wenn Ihre Maßnahmen in angemessener Zeit zu einer spürbaren Besserung führen.

Der Besuch beim Arzt

Normalerweise wird bei dem ersten Pseudo-Krupp-Anfall eines Kindes in der Familie, der ja immer in der Nacht stattfindet, ein Notarzt gerufen, oder man fährt ins Krankenhaus (es sei denn, Mutter, Vater oder Großeltern haben selbst früher schon einmal Pseudo-Krupp-Anfälle erlebt und wissen noch, wie man darauf reagieren muß).

Der Notarzt und die Ambulanz im Krankenhaus verordnen Zäpfchen und eventuell auch noch andere Medikamente. Im Krankenhaus wird man Ihr Kind inhalieren lassen. Wenn das Kind nicht im Krankenhaus bleiben muß, bekommen die Eltern ein paar Ratschläge. Sie werden in aller Regel darauf hingewiesen, daß sie mit dem Kind am nächsten Tag den Kinderarzt oder den Hausarzt aufsuchen sollten. Wahrscheinlich erfahren die Eltern auch noch: »Ihr Kind hat einen Pseudo-Krupp-Anfall.«

Gehen Sie mit Ihrem Kind nach einem Anfall am nächsten Tag unbedingt zum Arzt

Wenn es dem Kind am nächsten Morgen deutlich besser geht und die Atemnot und der bellende Husten schon weitgehend verschwunden sind, fragen sie sich vielleicht, ob ein weiterer Arztbesuch überhaupt nötig ist.

Die klare Antwort darauf heißt: *Ja – unbedingt!*

Weil Pseudo-Krupp immer wieder auftreten kann, ist es wichtig, daß der ständig behandelnde Arzt von dem Pseudo-Krupp-Anfall weiß. Er kann es am nächsten Tag meistens auch noch durch Abhorchen feststellen: Das Röcheln beim Einatmen ist noch nicht völlig abgeklungen. Wenn der Pseudo-Krupp-Anfall von weiteren Erkältungssymptomen begleitet ist, dann ist ein erneutes Auftreten in den folgenden Nächten nicht unwahrscheinlich. Genausowenig ist es unwahrscheinlich, daß sich der Virusinfekt ausbreitet und es in den nächsten Tagen zu einer Bronchitis kommen kann, die behandlungsbedürftig ist.

Wahrscheinlich geht es dem Kind aber am nächsten Tag nicht mehr deutlich schlecht. Dann ist der Arztbesuch nicht so zwingend eilig, daß Sie – selbst nach einer schlaflosen Nacht müde – das Kind im Morgengrauen wieder wecken müßten, um noch vor Sprechstundenbeginn beim Arzt zu sein. Weil Pseudo-Krupp-Anfälle nahezu nie tagsüber auftreten, haben Sie Zeit.

Gönnen Sie sich etwas Ruhe. Rufen Sie beim Arzt an. Sagen Sie am besten, daß Sie bei einer Notfallbehandlung zu einem Arztbesuch zur Weiterbehandlung aufgefordert wurden, und lassen Sie sich einen Termin für denselben Tag geben. Noch mehr Ruhe und noch weniger Aufregung für Ihr Kind können Sie erhalten, wenn Sie eine halbe Stunde vor dem Termin noch einmal anrufen und fragen, ob der Termin sich verzögert und Sie später kommen können. In den meisten Arztpraxen hat man das lieber als ein rappelvolles Wartezimmer mit unruhigen, kranken, teilweise ansteckenden und lärmenden Kindern.

Ihr Arzt gibt keine Termine oder hält sie nicht ein? Das halte ich in den heutigen Zeiten für eine Zumutung. Genug Ärzte beweisen, daß eine Praxisorganisation möglich ist, bei der man normalerweise nie länger als eine halbe Stunde warten muß. Und meiner Meinung nach kann kein Arzt so gut sein, daß es sich lohnt, für seine Behandlung eine unmögliche Wartezeit in Kauf zu nehmen.

Ob Sie mit Ihrem Kind zu einem Allgemeinmediziner oder zu einem Kinderarzt gehen, nachdem zum ersten

Mal Pseudo-Krupp-Anfälle aufgetreten sind, müssen Sie selbst entscheiden: Beide sollten sich mit dem Krankheitsbild auskennen und es richtig behandeln können. Falls Sie tatsächlich noch einen Hausarzt haben sollten, der verläßlich auch nachts zu erreichen ist, dann wäre er für eine vertrauensvolle Zusammenarbeit bei der Behandlung von Pseudo-Krupp sicher die erste Adresse. In aller Regel ist das nicht der Fall: Um so wichtiger ist es, mit dem Arzt darüber zu sprechen, wie Sie sich in Zukunft beim erneuten Auftreten von Pseudo-Krupp verhalten sollten und welche Medikamente Sie anwenden könnten.

Beim Arztbesuch wird Ihnen vielleicht etwas auffallen, was schon viele Eltern gestört und verwirrt hat: Möglicherweise nennt der Arzt die Krankheit Ihres Kindes anders, als es der Notarzt in der Nacht getan hat. Vielleicht sagt er sogar so etwas Ähnliches wie »Pseudo-Krupp gibt es heutzutage gar nicht mehr« oder »das wird manchmal fälschlich als Pseudo-Krupp bezeichnet«.

Dazu sollten Sie wissen:

Im Bereich vieler Krankheiten, nicht nur bei Pseudo-Krupp, besteht eine erhebliche Begriffsvielfalt bei den Medizinern. »Krupphusten« war früher ausschließlich die Bezeichnung für eine Kehlkopfentzündung bei Diphtherie. »Pseudo-Krupp« heißt eigentlich »Schein-Krupp« – weil die Symptome gleich zu sein scheinen, aber eben eine andere, eigenständige Erkrankung vorliegt. Durch weitgehende Impfungen ist die Diphtherie nahezu verschwunden. Deshalb nennen manche Ärzte das, was hier in diesem Buch als »Pseudo-Krupp« bezeichnet wird, auch einfach nur »Krupp«. Schließen Sie nicht daraus, daß Ihr Kind womöglich Diphtherie hätte!

Überhaupt ist die Fachsprache ein weites Feld für sich: Möglicherweise spricht der Arzt ja auch vom viralen Krupp oder vom viralen Pseudo-Krupp – also: Pseudo-Krupp durch Erkältungsviren. Wenn er die Krankheit Ihres Kindes »einfacher Krupp« nennt, will er auch nichts verharmlosen: Mit dieser Bezeichnung unterscheiden manche Ärzte den viralen Pseudo-Krupp vom Pseudo-Krupp ohne Infekt – der dann auch spasmodischer Krupp oder spasmodischer Pseudo-Krupp genannt wird. Wenn er viel englischsprachige Fachliteratur liest, nennt er dasselbe vielleicht auch »spasmodic croup«.

Und selbst wenn Ihr Arzt mit Ihnen zwar über Pseudo-Krupp spricht, aber auf seiner Karteikarte (oder auf der Privatabrechnung) eindeutig eine andere, viel längere Bezeichnung einträgt, braucht Sie das nicht zu beunruhigen: Ihnen wird nichts besonders Schlimmes verheimlicht und verschwiegen, denn ärztliche Fachbezeichnungen für Pseudo-Krupp sind außerdem noch:

- Laryngitis acuta
- Laryngitis subglottica
- Laryngotracheitis acuta
- stenosierende Laryngotracheitis
- Laryngotracheobronchitis acuta
- rezidivierender Krupp
- rekurrierender Krupp
- stenosierende Laryngitis
- obstruktive subglottische Laryngitis.

Das alles *klingt* nicht nur verwirrend – es ist auch tatsächlich für medizinische Laien undurchschaubar. Denken Sie deshalb daran:

- Wenn Sie die Bezeichnungen Ihres Arztes nicht verstehen,

- wenn er andere Bezeichnungen verwendet als ein Arzt vorher,
- wenn er mehrere verschiedene Bezeichnungen verwendet
- und wenn Sie dadurch den Eindruck bekommen, Ihr Kind habe mehrere Krankheiten auf einmal,

dann sollten Sie unbedingt nachfragen: Handelt es sich bei der Krankheit Ihres Kindes um das, was man umgangssprachlich als Pseudo-Krupp bezeichnet – oder nicht?

Auch wenn Ihnen sonst etwas unverständlich ist – haken Sie unbedingt nach: »Das habe ich jetzt nicht verstanden!« – »Bitte erklären Sie mir das noch einmal.«

Viele Eltern kommen sich dumm vor, wenn sie beim Arzt nachfragen müssen. (Viele erwachsene Patienten auch.) Das ist aber unbegründet: Die meisten Ärzte wissen sehr wohl, daß ihre Fachsprache für Nicht-Ärzte unverständlich ist. Sie schämen sich ein bißchen dafür und bemühen sich beim hartnäckigen Nachfragen darum, allgemeinverständlich zu erklären.

Wenn Sie etwas nicht verstanden haben, fragen Sie nach!

Vor der Untersuchung des Kindes wird der Arzt Sie über die Krankheitssymptome befragen, die Ihr Kind in der Nacht gezeigt hat. Er wird das Kind abhorchen und ihm in den Hals sehen. Weil manche Geräusche in den Atemwegen beim verstärkten Atmen auffällig werden, bittet er das Kind, besonders tief zu atmen oder zu husten.

Außerdem wird er auf der Suche nach weiteren Anzeichen für Infekte in die Ohren schauen, weil Erkältungsinfekte bei Kindern häufig auch gefährliche Mittelohrentzündungen verursachen, ohne daß das Kind unbedingt über Ohrenschmerzen klagt. Der Arzt wird

außerdem den Bauchraum abtasten, den Puls fühlen und überprüfen, ob das Kind Fieber hat.
Danach schreibt er normalerweise ein paar Medikamente auf. Wenn Ihr Kind einen Erkältungsinfekt hat, sind dabei natürlich auch Medikamente, die mit Pseudo-Krupp nicht unbedingt etwas zu tun haben. Der Arzt sollte sich deshalb Zeit nehmen, Ihnen zu erklären, welche Medikamente Sie die nächsten Tagen ständig geben sollten und welche Medikamente nur beim erneuten Auftreten eines Pseudo-Krupp-Anfalls verwendet werden sollen.
Außerdem wollen Sie vermutlich noch mehr über Pseudo-Krupp wissen, als Ihnen neben der Untersuchung beiläufig gesagt werden kann. Bei den ersten Anfällen interessiert Sie vor allem, wie die Krankheit in Zukunft verlaufen kann. Falls sich im Lauf der Jahre Pseudo-Krupp-Anfälle bei Ihrem Kind häufen, wollen Sie darüber reden, weshalb das so ist und ob Sie etwas falsch machen.
Bedenken Sie bitte: Die Situation für ein ausführlicheres Gespräch ist sicher ungünstig. Das Kind ist klein, lebhaft und ungeduldig: Nach einer Untersuchung ist es verständlicherweise aufgeregt und quengelig. Mit einem zusätzlichen Erkältungsinfekt ist es krank und entsprechend nörgelig. Es muß wieder angezogen werden. Es möchte getröstet werden. Es will nach Hause. Wenn es sich organisieren läßt, ist es deshalb sicher kein Zeichen für Überbesorgtheit, wenn man zu einem wichtigen Arztbesuch mit einem kleinen Kind zu zweit geht – mit Partner oder Partnerin, Oma oder Opa oder einer netten Nachbarin. Dann könnte sich einer um das Kind kümmern, der andere hätte den Kopf frei für ein Gespräch mit dem Arzt.
Oft ist das nicht möglich. Deshalb muß man andere

Möglichkeiten für ein Arztgespräch in Ruhe finden. Sehen Sie es dabei bitte realistisch: Bei einem normalen Termin in der Kinderarztpraxis oder beim Hausarzt besteht nicht genügend Zeit für das hohe Beratungs- und Informationsbedürfnis, das Sie wahrscheinlich im Zusammenhang mit den Pseudo-Krupp-Anfällen Ihres Kindes haben. Ist Ihnen aber vielleicht schon einmal aufgefallen, daß bei Kinderärzten zum Ende der Sprechstunde auch Eltern ohne Kinder kommen? Entweder auf Vorschlag des Arzts oder auf Bitten der Eltern haben sie einen gesonderten Gesprächstermin erhalten – für ausführlichere Gespräche, für eingehendes Besprechen von Untersuchungsergebnissen und Zukunftsaussichten bei chronischen Erkrankungen.
Wenn Sie das Bedürfnis haben, über die Behandlung der Pseudo-Krupp-Anfälle ausführlicher informiert zu werden, sollten Sie den Arzt um ein Gespräch bitten: »Ich würde gern in Ruhe einmal darüber mit Ihnen reden« – »Sie sehen selbst, ich kann Ihnen jetzt nicht zuhören, wenn mein Kind weint – ich möchte Sie gern einmal allein befragen« – »Könnten Sie mir das nicht einmal erklären, wenn das Wartezimmer nicht so voll ist und Sie etwas Zeit haben?«
Seien Sie sicher: Ein guter Arzt wird auch im eigenen Interesse auf solche Bitten eingehen. Auch ihm kann es nämlich keinen Spaß machen, in Gegenwart eines unruhigen Kindes und in Eile ein paar Ratschläge herunterzuspulen, von denen er fast sicher weiß, daß sie nicht gehört und dementsprechend auch nicht befolgt werden.
Manche Kinder sind allerdings sehr brav und ruhig, und auch ältere Kinder könnte man durchaus darum bitten, eine Weile ruhig zu bleiben, wenn man mit dem Arzt spricht. Ob sie es richtig verarbeiten können,

wenn sie beim Arzt mithören, daß bei einem Pseudo-Krupp-Anfall die seltene Gefahr des Erstickens besteht oder daß Pseudo-Krupp-Kinder später häufiger Asthma bekommen, bezweifle ich. Selbst wenn der Sinn nicht völlig verstanden wird, verstehen die Kinder am Tonfall und Gesichtsausdruck, daß über etwas Bedrohliches gesprochen wird. Deshalb ist es auch bei älteren Kindern empfehlenswert, über eigene Sorgen und Ängste im Zusammenhang mit dem Pseudo-Krupp des Kindes, über Prognosen und wahrscheinliche Verläufe allein mit dem Arzt zu sprechen.

Medikamente, die beim akuten Pseudo-Krupp-Anfall verordnet werden

Sie wissen: Beim Pseudo-Krupp-Anfall werden die Luftwege des Kindes unterhalb des Kehlkopfs durch eine Schwellung der Schleimhaut und durch zusätzlich gebildetes Sekret so stark eingeengt, daß es zu Atemnot kommt. Aufregung und Angst beim Kind können die Einengung noch zusätzlich erheblich verstärken.
Dementsprechend kann die medikamentöse Behandlung eines akuten Pseudo-Krupp-Anfalls an drei verschiedenen Stellen ansetzen:

- Beruhigung,
- Schleimlösung
- und Schleimhautabschwellung.

Beim viralen Pseudo-Krupp soll das erneute Auftreten von Anfällen in den nächsten Nächten zusätzlich dadurch verhindert werden, daß Medikamente gegen den allgemeinen Infekt verabreicht werden.

Beruhigungsmittel

Besonders bei sehr unruhigen und ängstlichen Kindern verordnen Ärzte bei Pseudo-Krupp-Anfällen ein Beruhigungsmittel. Viele beruhigende Mittel beeinflussen gleichzeitig die Atmung negativ – deshalb darf man auf keinen Fall als Eltern einem Pseudo-Krupp-Kind ein Beruhigungsmittel geben, daß vielleicht einmal in einem anderen Zusammenhang einem älteren Kind oder gar einem Erwachsenen verordnet wurde!

Geben Sie dem Kind nur Beruhigungsmittel nach ärztlicher Verordnung

Bei Pseudo-Krupp werden als Beruhigungsmittel zum Beispiel Atosil-Zäpfchen verordnet. Sie können atemdämpfende Wirkung erzeugen. Man kann sie natürlich nicht vorbeugend anwenden, sondern nur beim akuten Anfall und nur dann, wenn das Kind sehr unruhig und ängstlich ist!
Auf Unruhe und Angst wirkt die Zuwendung der Eltern (wie Trösten und Auf-den-arm-nehmen) normalerweise aber sehr viel mehr als irgendein Medikament. Besonders Eltern, die im Umgang mit Pseudo-Krupp-Anfällen sicher und selbstbewußt geworden sind, verwenden deshalb normalerweise keine Beruhigungsmittel mehr. (Wie Sie diese Sicherheit erwerben können, lesen Sie später.)

Schleimlösende Mittel

Schleimlösende Mittel gibt es meistens als Saft, als Lösung oder auch als Pulver, das in Wasser, Saft oder Tee aufgelöst werden kann. Im akuten Pseudo-Krupp-Anfall können schleimlösende Mittel nicht allzuviel bewirken. Es dauert längere Zeit, bis sie ihre volle Wirkung entfalten. Beim viralen Pseudo-Krupp können schleimlösende Mittel aber dazu beitragen, daß ein Anfall in der folgenden Nacht weniger heftig ist oder gar nicht stattfindet. Sie müssen also vorbeugend genommen werden. Die wesentlichste Maßnahme zur Schleimlösung besteht aber darin, daß das Kind möglichst viel trinkt.

Schleimhautabschwellung durch Kortison-Zäpfchen

Die wesentliche Ursache für die Atemnot und die Erstickungsgefahr bei einem Pseudo-Krupp-Anfall ist die entzündliche Schwellung der Schleimhaut. Deshalb braucht man im akuten schweren Anfall ein hochwirksames Mittel. Bei dem Zäpfchen, das der Notarzt Ihrem Kind gegeben hat, und bei den Zäpfchen, die Ihnen der Arzt zur Anwendung bei einem möglichen weiteren Pseudo-Krupp-Anfall aufgeschrieben hat, handelt es sich deshalb um hochdosierte Kortison-Präparate. Sie beginnen normalerweise etwa eine halbe Stunde nach der Anwendung zu wirken und sorgen für eine rasche Schleimhautabschwellung.
Nun besteht weitverbreitet die Vorstellung, daß kortisonhaltige Medikamente gefährlich sind und die Anwendung möglichst vermieden werden sollte. »Muß das denn sein?« wird von Bekannten oder Familienmitgliedern gefragt. Und falls Sie sich die Mühe machen, den Beipackzettel für diese Kortison-Zäpfchen durchzulesen, bekommen Sie wahrscheinlich tatsächlich einen Schock bei den seitenlangen Beschreibungen möglicher schwerer Nebenwirkungen und den Warnungen vor falscher Anwendung.
Um Eltern diese Befürchtungen zu ersparen, sagen manche Ärzte gar nicht, daß es sich um Kortison-Zäpf-

chen handelt, oder sie weichen einmal absichtlich auf unverständliche Fachsprache aus: »Ein Corticoidpräparat« oder »ein Steroidpräparat« - bekommt man dann zu hören.

Eine sachliche Information kann viele Befürchtungen bei der Anwendung eines Kortison-Zäpfchens beim Pseudo-Krupp-Anfall verhindern. Kortison ist ein körpereigenes Hormon, ein Produkt der Nebennierenrinde, das bei Streß und Entzündungen vermehrt produziert wird. Diese körpereigene Produktion geht nicht rasch genug vor sich, um in lebensgefährlichen Situationen rechtzeitig auf Entzündungen reagieren zu können: bei allergischen Schocks zum Beispiel, bei schweren Asthmaanfällen und eben bei einem Pseudo-Krupp-Anfall. Künstlich hergestelltes Kortison, sogenannte Corticoid-Präparate, können hier lebensrettend sein.

Nebenwirkungen durch Kortison entstehen vor allem bei länger dauernder täglicher Einnahme, unter anderem deshalb, weil der Körper dann seine eigene Kortisonproduktion einstellt und die Medikamente länger eingenommen werden müssen, als die eigentliche Erkrankung besteht.

Bei einer kurzzeitigen Kortisonanwendung ist das selbst bei ziemlich hohen Mengen nicht der Fall - und bei Pseudo-Krupp ist immer nur eine kurzzeitige Anwendung nötig!

Ein Kortison-Zäpfchen enthält eine ganze Menge Kortison - normalerweise 100 mg. Sie brauchen Kortison-Zäpfchen immer dann, wenn der Pseudo-Krupp-Anfall schwer ist. Ein Zäpfchen reicht für einen Tag. Beim spasmodischen Pseudo-Krupp, der ja oft nur in einer Nacht auftritt, ist das eine ausreichende Behandlung. Beim viralen Pseudo-Krupp kann es nötig sein, auch in der folgenden Nacht ein weiteres Kortison-Zäpfchen zu geben. Wenn Sie den Eindruck haben, daß Ihr Kind mehr als zwei Nächte hintereinander so schwere Pseudo-Krupp-Anfälle hat, daß Kortison-Zäpfchen nötig sind, sollten Sie aber unbedingt mit dem Arzt Rücksprache halten.

Kortison-Zäpfchen dürfen *auf keinen Fall* wie Fieberzäpfchen verwendet werden (dreimal täglich und mehr bei Bedarf bis zum Abklingen der Beschwerden!). Um eine solche falsche Anwendung zu verhindern, die leider oft genug vorkommt, werden Kortison-Zäpfchen oft nur in Zweier- oder Viererpacks verschrieben.

Grundsätzlich gilt aber: Wenn ein Kind einmal einen Pseudo-Krupp-Anfall hatte, sollten immer Kortison-Zäpfchen im Haus sein, denn weil Pseudo-Krupp-Anfälle unberechenbar sind und manchmal deutlich schwerer ablaufen als vorher, kann das eine lebensrettende Maßnahme sein.

Kortison-Zäpfchen können bei einem schweren Anfall lebensrettend sein

Bei der Anwendung des Zäpfchens wird der Wirkstoff von der Darmschleimhaut aufgenommen und über das Blut im gesamten Körper verteilt, bis er an der entzündeten Stelle – bei Pseudo-Krupp also am Kehlkopf – wirken kann.

Nun gibt es, vor allem zur Behandlung von Asthmatikern, auch sogenannte Dosier-Aerosole, die Kortison enthalten – ein Spray zum Einatmen, mit dem der Wirkstoff unmittelbar an die entzündeten Stellen kommt. Die Wirkstoffmenge ist ganz erheblich geringer als bei Zäpfchen (oder Tabletten) – nur 0,2 mg pro Sprühstoß. Korticoidhaltige Dosier-Aerosole sind zum Beispiel Sanasthmyl oder Pulmicort.

Auch bei Pseudo-Krupp-Anfällen wird teilweise die Anwendung solcher Dosier-Aerosole vorgeschlagen und von guten Erfolgen auch im akuten Anfall berichtet.

Weil bei Kindern der Kehlkopf recht weit oben sitzt, kommt es dabei wohl auch nicht unbedingt auf eine richtige Atemtechnik an, wie sie für Asthmatiker vorgeschlagen wird: Ein mehrmaliges Einsprühen, möglichst während des Einatmens, kann bei Pseudo-Krupp zu einer schnellen Verbesserung führen.
Bei sehr häufigen Pseudo-Krupp-Anfällen ist die Anwendung von Dosier-Aerosolen auch als vorbeugende Maßnahme sinnvoll und sehr erfolgreich: Hierbei wird empfohlen, wenigstens ein halbes Jahr lang täglich einen Sprühstoß aus einem Dosier-Aerosol zu inhalieren, normalerweise also während der typischen Pseudo-Krupp-Periode von September bis etwa März. Bei den meisten Kindern treten im Sommer keine Pseudo-Krupp-Anfälle auf. Es kann dann also eine Einnahmepause gemacht werden. Wer vor einer solchen Daueranwendung eines Kortison-Aerosols zu große Sorge hat, sollte sich einmal ausrechnen: Bis die Kortisonmenge eines einzigen Zäpfchens von 100 mg, wie es im schweren Pseudo-Krupp-Anfall nötig ist, durch Inhalieren erreicht wird, müßte das Kind weit mehr als ein Jahr lang ein kortikoidhaltiges Dosier-Aerosol benutzen.
Fragen Sie Ihren Arzt einmal danach, was er von dieser noch nicht sehr verbreiteten Anwendungsform hält – sowohl beim akuten Anfall und auch als vorbeugende Maßnahme bei sehr häufigen Pseudo-Krupp-Anfällen. Wahrscheinlich wird er beim akuten Anfall lieber auf Nummer Sicher gehen und weiter die Anwendung von Kortison-Zäpfchen empfehlen.

Adrenalin

Manche wirksamen Medikamente bekommt man vom Arzt nur verschrieben, wenn er sich durch einen längeren Kontakt und vertrauensvolle Gespräche davon überzeugen konnte, daß man seine Anweisungen wirklich und grundsätzlich beachtet.

Dazu gehört die Verschreibung von Adrenalin, zum Beispiel in Form des Adrenalin-Medihalers, zum Inhalieren. »Das verschreibe ich nur den Müttern, die auch Krankenschwestern sind«, sagte mir eine Kinderärztin.

Der Grund ist einleuchtend: Jeder Arzt hat Adrenalin für Notfallsituationen in seinem Koffer. Eine Adrenalin-Einnahme wirkt auch im Pseudo-Krupp-Anfall schnell gefäßverengend und damit schleimhautabschwellend. Neben deutlichen Wirkungen auf Herz und Kreislauf führt es in seltenen Fällen aber zu einem sogenannten Rückschlageffekt: Die Schwellung nimmt noch zu. Bei einer Inhalation im Krankenhaus können die Auswirkungen auf Herz und Kreislauf so kontrolliert werden, daß dort häufiger Kinder allein durch Adrenalin-Inhalation – ohne Kortison-Zäpfchen – von ihrer Atemnot befreit werden.

Adrenalin-Inhalationen sollten nur von Fachkräften verabreicht werden

Selbständig durch Eltern angewendet, können Adrenalin-Inhalationen aber auch eine große Gefahr sein.

Wer als Eltern den Adrenalin-Medihaler für die Pseudo-Krupp-Anfälle seines Kindes verordnet bekommt, muß deshalb verläßlich dafür sorgen,

- daß weder er selbst noch jemand anders dem Kind mehr als die verordnete Menge verabreicht und
- daß absolut immer gleichzeitig mit der Inhalation auch ein Kortison-Zäpfchen verabreicht wird, denn dadurch kann der seltene Rückschlageffekt verläßlich verhindert werden.

Fragen Sie Ihren Arzt ruhig, was er von einer Verordnung des Adrenalin-Medihalers hält. Es ist nicht unbedingt Mißtrauen, wenn er Ihnen hierfür kein Rezept aufschreibt. Respektieren Sie deshalb seine Gründe, wenn er Ihnen von dieser Anwendung abrät und Ihnen dafür nahelegt, bei schweren Pseudo-Krupp-Anfällen Ihres Kindes das Krankenhaus aufzusuchen.

Erkältungsmedikamente

Beim viralen Pseudo-Krupp werden natürlich neben den eben beschriebenen Medikamenten auch andere verordnet: Fieberzäpfchen, Hustenmittel, Lutschtabletten, Nasensprays und ähnliches. Sie haben allesamt mit Pseudo-Krupp nicht unmittelbar etwas zu tun und sollten deshalb nach Anweisung des Arzts solange genommen werden, wie die Erkältung besteht – unabhängig davon, ob erneut Pseudo-Krupp auftritt oder nicht.

Wenn die Pseudo-Krupp-Anfälle aber deutlich und offensichtlich ohne einen Zusammenhang mit einem Infekt auftreten – beim spasmodischen Pseudo-Krupp also –, dann gibt es überhaupt keinen Anlaß, irgendwelche Medikamente gegen Erkältungskrankheiten einzunehmen.

Antibiotika

Antibiotika sind keine Allheilmittel. Das hat sich mittlerweile so herumgesprochen, daß sich viele Ärzte beim Verordnen schon dafür entschuldigen: »Es tut mir leid, aber ich halte in diesem Fall ein Antibiotikum für richtig...« – Viel zu oft hört man aber auch noch von anderem Verhalten: von Ärzten, die bei Pseudo-Krupp oder einem Asthmaanfall automatisch Penicillin verordnen, oder solchen, die bei den ersten Zei-

chen eines Erkältungsinfekts bei Kindern schon zu Antibiotika greifen – »vorbeugend ...«
Deshalb sollten Sie wissen:
Antibiotika sind Medikamente, die Bakterien abtöten können. Meist kann ein bestimmtes Antibiotikum nur gegen eine bestimmte Bakteriengruppe wirken; gegen andere Bakterien ist es völlig wirkungslos. Eine allzuhäufige und unbedachte Verwendung kann dazu führen, daß immer mehr Bakterienstämme gegen ein bestimmtes Antibiotikum immun werden: Wenn ein Antiobiotikum dann einmal benötigt wird, nützt es möglicherweise nichts mehr.
Vor der Anwendung eines Antibiotikums sollten daher von ärztlicher Seite die Überlegungen stehen,

- ob überhaupt eine bakterielle Infektion vorliegt,
- oder ob eine bakterielle Infektion unmittelbar droht
- und welches Antibiotikum gegen diesen Erreger geeignet ist.

Erkältungskrankheiten und natürlich auch Pseudo-Krupp innerhalb eines solchen Infekts werden aber durch Viren ausgelöst. Gegen Viren kann ein Antibiotikum nichts ausrichten. Seine Verordnung ist bei einem beginnenden Erkältungsinfekt, also in den ersten Tagen des Infekts, völlig unsinnig – und beim spasmodischen Pseudo-Krupp sowieso.
Wenn ein Erkältungsinfekt aber über eine Woche anhält, kein Anzeichen für ein Abklingen zeigt oder sich sogar verschlimmert, dann hat häufig eine bakterielle Zweitinfektion stattgefunden. Anzeichen dafür sind ein deutliches Ansteigen der Körpertemperatur, aber auch die eitrige Gelbfärbung von Nasenschleim oder Hustenauswurf. Erst dann ist es eventuell sinnvoll, ein Antibiotikum zu verordnen. (Ansonsten gesunde Menschen werden aber auch oft mit bakteriellen Infektio-

nen ohne Antibiotikum allein fertig – es dauert allerdings erheblich länger und benötigt mehr Ruhe, als man sich heutzutage dafür zugesteht.)
Sollte sich bei Ihrem Kind ein Erkältungsinfekt nach einiger Zeit verschlechtern, wobei möglicherweise erneut Pseudo-Krupp-Anfälle auftreten, dann wird Ihnen Ihr Arzt vermutlich ein Antibiotikum für Ihr Kind verordnen, denn bakteriell verursachter Pseudo-Krupp ist zwar selten, aber besonders gefährlich.
Sie sollten das Antibiotikum genau nach den ärztlichen Angaben verabreichen und die Packung bzw. die Saftflasche vollständig aufbrauchen, selbst wenn die Beschwerden vorher abklingen. Ansonsten besteht die Gefahr, daß sich einige überlebende Bakterien wieder vermehren und einen erneuten Krankheitsschub verursachen.
Antibiotika sind Medikamente, die nicht zur routinemäßigen Verordnung gehören sollten. Wenn Ihrem Kind mehr als drei- oder viermal im Jahr Antibiotika verordnet werden, dann sollten Sie sich überlegen, ob Ihr Arzt vielleicht vorschnell oder aber übervorsichtig in seinen Verordnungen ist. (Die Kennzeichen dafür wissen Sie jetzt: Er verordnet Antibiotika schon bei den ersten Erkältungsanzeichen, und er betont, das sei »vorbeugend«, »prophylaktisch«, »zur Sicherheit«, »damit nichts Schlimmeres passiert«.) Darauf sollten Sie ihn ansprechen. Vielleicht kann er Ihnen aber gut begründen, daß Ihr Kind wirklich eine Menge schwerwiegender, auch bakterieller Infekte hat. Dann wird es höchste Zeit, sich zu überlegen, wie Sie durch andere Maßnahmen den allgemeinen Gesundheitszustand und vor allem die Abwehrkräfte Ihres Kindes stärken können. Dazu lesen Sie mehr im Kapitel 5.

Antibiotika sollten nur bei schweren bakteriellen Infektionen eingesetzt werden

Zusammenfassung

Bei der nächtlichen Notfallbehandlung eines Pseudo-Krupp-Anfalls werden hauptsächlich Kortison-Zäpfchen oder -Spritzen angewendet, um die akute Entzündung rasch und nachhaltig zum Abklingen zu bringen. Nach einer Einweisung ins Krankenhaus bekommt das Kind zusätzlich oft Adrenalin zum Inhalieren – ein rasch wirksames Medikament, das aber meist nur unter ärztlicher Aufsicht und Kontrolle angewendet werden sollte. Wer sich an ein Krankenhaus wendet, muß damit rechnen, daß das Kind noch ein bis zwei Tage zur Beobachtung dortbehalten wird.

Ansonsten besteht der Arztbesuch bei Pseudo-Krupp oft nur in einer Nachuntersuchung am nächsten Tag und in der vorbeugenden Verordnung von Medikamenten, die beim nächsten Anfall bei Bedarf von den Eltern gegeben werden können. Für die notwendigen ausführlicheren Gespräche mit dem Arzt sollte man ausdrücklich um einen gesonderten Termin bitten, bei dem man ohne das Kind in Ruhe fragen und zuhören kann.

Als Medikamente für den akuten Pseudo-Krupp-Anfall kommen in Frage:

- Beruhigungsmittel,
- schleimlösende Mittel,
- Kortison-Präparate und
- Adrenalin.

Beim viralen Pseudo-Krupp werden außerdem Medikamente gegen den Erkältungsinfekt verordnet.

Antibiotika sollten nicht routinemäßig verordnet und angewendet werden. Sie sind nur dann angebracht, wenn der Infekt bakterielle Ursachen hat. Das ist oft dann der Fall, wenn die Erkrankung sich nach mehreren Tagen nicht deutlich bessert, sondern im Gegenteil verschlechtert.

Selbsthilfe bei Pseudo-Krupp-Anfällen

Sie wissen: Die entzündliche Schleimhautanschwellung und die Absonderung von Schleim im Bereich unterhalb des Kehlkopfs sorgen beim Pseudo-Krupp-Anfall für den Husten und für die teilweise erhebliche Atemnot bei Ihrem Kind. Durch Angst und Aufregung kann die Einengung der Luftröhre noch zusätzlich ganz erheblich verstärkt werden.
Dies bestimmt im wesentlichen die Maßnahmen zur Selbsthilfe, die Sie beim akuten Pseudo-Krupp-Anfall Ihres Kindes haben:

- das Befeuchten der Atemluft
- und das Beruhigen Ihres Kindes.

Außerdem wirkt es sofort erleichternd, wenn Sie Ihr Kind in eine aufrechte Stellung bringen: Sie sollten es also auf den Arm nehmen, auf Ihren Schoß setzen oder wenigstens mit aufgeschütteltem Kissen im Bett hinsetzen.

Befeuchten der Atemluft

Sicher haben Sie selbst einmal bei einer Erkältung ein heißes Dampfbad mit Kamille oder einem anderen Wirkstoff genommen. Dann können Sie sich bestimmt daran erinnern, wie innerhalb kurzer Zeit über dem

Dampf die Nase etwas freier wird und das Sekret nur so fließt – wenigstens so lange, wie Sie den heißen Dampf inhalieren. Sie können auch einfach heißes Wasser inhalieren. Dieser Effekt liegt nicht etwa hauptsächlich an den Zusätzen (wie Kamille oder ätherische Öle), die Sie vielleicht ins Wasser getan haben, sondern am Dampf. Feuchte Luft führt normalerweise zu einer Abschwellung der Schleimhäute. Erst dann ist es möglich, daß sich Schleim löst und abfließt.

Deshalb kann mit einer raschen Befeuchtung der Atemluft – egal, ob durch kühle oder warme feuchte Luft – oft auch bei einem Pseudo-Krupp-Anfall so sehr geholfen werden, daß es dem Kind nach einer Weile deutlich besser geht. Umgekehrt ist allzu trockene Luft sogar schädlich. Sie sollten Ihr Kind deshalb grundsätzlich nicht in einem stark geheizten Zimmer schlafen lassen, das außerdem nur selten gelüftet wird.

Für wenige Mark können Sie sich ein Zimmerthermometer und ein Hygrometer zum Messen der Luftfeuchtigkeit kaufen. (Hygrometer erhalten Sie unter anderem in Uhrenläden.) Dann sollten Sie kontrollieren, ob die Zimmertemperatur und die Luftfeuchtigkeit im Schlafzimmer Ihres Kindes nachts annähernd den Empfehlungen für gesunde Raumluft entsprechen: Die Temperatur sollte während des Schlafens nicht über 15 Grad liegen (auch ein paar Grad darunter sind nicht schlimm), und die Luftfeuchtigkeit sollte zwischen 50 und 70 Prozent betragen.

Sorgen Sie im Schlafzimmer für ausreichend Luftfeuchtigkeit und ca 15 °C Temperatur

Das weitverbreitete Verhalten, speziell in Kinderzimmern nachts voll durchzuheizen, damit sich die Kinder nicht »erkälten«, ist grundsätzlich falsch. Es schadet besonders dem Kind mit Pseudo-Krupp ganz erheblich!

Wenn Ihr Kind mit Schnupfen und Hüsteln tagsüber

schon erste Anzeichen eines Virusinfekts zeigt, dann sollten Sie einem möglichen Pseudo-Krupp-Anfall in der Nacht vorbeugen. Eine zusätzliche Befeuchtung der Atemluft könnten Sie dann dadurch erzielen, daß Sie über die Heizung feuchte Tücher legen. Allerdings: Abends gegen acht über eine Heizung gehängt, trocknen die Tücher relativ rasch aus. Wenn weiter geheizt wird, kann dann ein paar Stunden nach Mitternacht die Luft durchaus schon wieder zu trocken sein.

Eine dauerhafte zusätzliche Befeuchtung der Atemluft über die ganze Nacht erreichen Sie mit folgender Methode: Über einen transportablen Wäscheständer (oder notfalls über eine Stange, die auf zwei Stühlen gelagert ist) hängen Sie sehr feuchte bzw. nasse Handtücher, deren Enden in einer Schüssel mit Wasser hängen. Die Frotteehandtücher geben auch bei normaler und einigermaßen kühler Raumtemperatur ihre Feuchtigkeit ab und saugen gleichzeitig aus der Schüssel neue Feuchtigkeit nach: Der Befeuchtungseffekt ist über die ganze Nacht sehr viel gleichmäßiger.

Die Befeuchtung der Atemluft durch Handtücher kann vorbeugend geschehen, aber zum Beispiel auch in der folgenden Nacht nach einem Pseudo-Krupp-Anfall. Für eine Hilfe im akuten Pseudo-Krupp-Anfall geht diese Methode aber sicher zu langsam vor sich, obwohl sie in manchen Broschüren als einzige vorgeschlagen wird.

Für eine schnellere Luftbefeuchtung gibt es mehrere Methoden: Alle haben Vorteile und Nachteile, die hier jeweils erwähnt werden.

Sie können zum Beispiel einen Kessel mit heißem Wasser zum Kochen bringen, weiterkochen lassen und sich mit Ihrem Kind in die Nähe setzen. Das Wasser in einem Kessel kocht einigermaßen schnell. Der Dampf

entweicht gezielt, so daß innerhalb kurzer Zeit Ihr Kind sehr feuchte Luft einatmen kann und vermutlich eine Linderung spüren wird.
Das sind die Vorteile dieser Methode:
Sie brauchen nicht allzuviel Licht anzumachen. Helles Licht mitten in der Nacht erschreckt Kinder manchmal zusätzlich. Wenig Licht beruhigt. Die Küche befindet sich meist nicht in der Nähe von Schlafräumen. Deshalb werden andere Familienmitglieder kaum gestört. Außerdem ist dieses Vorgehen energiesparend. Sie müssen nicht allzuviel Wasser verwenden. Allerdings: In zu großer Nähe des Kessels besteht Verbrühungsgefahr. Wenn Sie zu weit weggehen, ist die Luft eventuell nicht mehr feucht genug, vor allem dann nicht, wenn die Küche recht groß ist und sich der Wasserdampf verteilen kann. Neben dem Herd finden Sie normalerweise keinen allzu bequemen Sitzplatz für sich und Ihr Kind. Möglicherweise müssen Sie gerade dann Wasser nachfüllen, wenn sich Ihr Kind beruhigt hat. Sollten Sie einen Gasherd ohne Dunstabzug haben, wirken Gasgerüche und Verbrennungsrückstände eher schädlich auf den Zustand Ihres Kindes.
Sie könnten aber auch im Bad die Dusche mit heißem Wasser anstellen und sich mit Ihrem Kind in die Nähe setzen. Je kleiner der Raum ist, desto eher füllt er sich mit der feuchten Luft, die Ihrem Kind guttut. So sind Sie nicht wie beim Wasserkessel darauf angewiesen, in unmittelbarer Nähe des ausströmenden Dampfs zu sein. Sie können mit dem Kind auch beruhigend auf und ab gehen.
Allerdings: Die Beleuchtung in den meisten Badezimmern durch eine zentrale Deckenlampe ist oft grell und kann Kinder zusätzlich verängstigen. Wenn Sie sich nicht vorher wenigstens einen Klappstuhl hinge-

stellt haben, dann gibt es für Sie keinen Sitzplatz, allenfalls auf dem Badewannenrand oder auf dem Toilettendeckel. Der Wasser- und Energieverbrauch ist erheblich. Badezimmer und Dusche befinden sich außerdem oft in der Nähe von Schlafräumen. Eine Störung anderer ist deshalb meist unvermeidbar. In vielen Mietshäusern ist Duschen in der Nacht darum verboten. (Dieser Umstand findet wohl deshalb in keinem Buch und keiner Broschüre über Pseudo-Krupp Beachtung, weil Ratgeberschreiber gewöhnlich in Einfamilienhäusern wohnen.) Falls ein Gasboiler im Badezimmer ist, gilt das gleiche wie für Gasherde in der Küche: Es muß zusätzlich gelüftet werden, um schädliche Auswirkungen zu vermeiden.

Eine unkonventionelle und unbekannte, aber ziemlich wirksame Methode der Atemluftbefeuchtung besteht darin, sich mit dem Kind vor den geöffneten Gefrierschrank oder vor das geöffnete Gefrierfach des Kühlschranks zu setzen: Die ausströmende Luft ist kühl und sehr feucht. Die Verdunstung geht um so schneller vor sich, je wärmer es im Zimmer ist.

Für diese Methode brauchen Sie überhaupt keine Vorbereitungsmaßnahmen. Selbst bei einer Öffnungszeit von mehr als einer halben Stunde können Sie davon ausgehen, daß beim Gefriergut kein Schaden entsteht. Die Atmosphäre bei dieser Methode der Atemluftbefeuchtung ist für Eltern und Kind allerdings ziemlich ungemütlich. Für eine schnelle Soforthilfe ohne viel Störung durch andere ist sie aber zum Beispiel im Urlaub, bei Übernachtungen in Hotels, bei Verwandten oder Freunden oft ohne weiteres möglich. Deshalb sollten Sie diese Möglichkeit zumindest für den Notfall im Auge behalten.

Die Atemluft anfeuchten können Sie auch mit einem

Inhaliergerät, zum Beispiel dem Pariboy. Die Vernebelung einer Kochsalzlösung geschieht dabei durch eine Atemmaske, die vor Mund und Nase des Kindes gehalten wird. Eventuell verordnet der Arzt für eine solche Inhalation auch schleimlösende oder entzündungshemmende Zusätze.

Das Inhalieren sollte dem Kind aber vorher bekannt und in anderen Situationen geübt worden sein. Es wirkt sonst eher bedrohlich und zusätzlich verängstigend für das Kind, wenn ihm während eines Pseudo-Krupp-Anfalls auch noch etwas vor Mund und Nase gehalten wird.

Inhaliergeräte können vom Arzt verordnet werden. Damit sie nicht zu Keimschleudern werden, benötigen sie einigen Aufwand und Wartung und regelmäßige Reinigung. Allein zur Anwendung während eines Pseudo-Krupp-Anfalls sind sie sicher nicht gedacht, sondern eher zur Behandlung und Vorbeugung chronischer Atemwegserkrankungen. Je regelmäßiger Kinder damit umgehen, um so selbstverständlicher wird für sie das Inhalieren.

Vor der Verordnung und Anschaffung sollten Sie deshalb mit Ihrem Arzt besprechen,

- wogegen ein Inhaliergerät Ihrem Kind helfen kann,
- wie oft es anzuwenden ist
- und wieviel Zeit Wartung und Pflege in Anspruch nehmen.

Als Methode zur Atemluftbefeuchtung bei einem Pseudo-Krupp-Anfall ist an ein Inhaliergerät also nur zu denken, wenn das Kind auch sonst mit einem solchen Gerät umgeht.

Erst in den letzten Jahren wird eine Methode bekannter, die Eltern spontan – oft wohl aus Furcht vor einer Verschlimmerung einer Erkältung – nicht so ohne weiteres in den Sinn kommen würde: Die kalte und feuchte Nachtluft selbst hat ganz eindeutig schleimhautabschwellende Wirkung beim Pseudo-Krupp-Anfall. Wenn Sie nicht gerade an einer Straße wohnen, die auch nachts noch stark befahren wird, ist der Schadstoffanteil der Luft so gering, daß er gegenüber der heilenden Wirkung der feuchten und kühlen Luft vernachlässigt werden kann. Schnell helfen können Sie Ihrem Kind beim Pseudo-Krupp-Anfall also, wenn Sie selbst sich warm anziehen, das Kind in eine Decke oder in den Bettbezug wickeln und sich nach draußen begeben: in eine windgeschützte Ecke der eigenen Terrasse, unter das offene Eingangsdach vor der Haustür, auf den Balkon oder – wenn das alles nicht möglich ist – ganz dicht an ein weitgeöffnetes Fenster. Sie können sicher sein: Auch bei Nebel oder Frost und auch, wenn Ihr Kind zusätzlich zum Pseudo-Krupp-Anfall erkältet ist, verschaffen Sie so Ihrem Kind Linderung ohne überflüssigen Aufwand. Kein helles Licht ist nötig, kein Hantieren mit Wasserkesseln oder -hähnen, kein Öffnen von Kühl- oder Gefrierschränken. Das Einwickeln in die Decke oder den Bettbezug wärmt das Kind. Es beruhigt auch, weil Eingewickeltsein ein Gefühl von Schutz und Sicherheit vermittelt.

Die einfachste Methode: Das Kind warm einwickeln und an die frische Luft bringen

Diese Beruhigung ist ja der zweite Aspekt, der bei einem akuten Pseudo-Krupp-Anfall unmittelbar helfend wirkt. So ein Anfall regt auch Sie selbst auf und geht nicht spurlos an Ihnen vorüber. Deshalb sollten Sie auf alle Fälle jene Methode der Atemluftbefeuchtung wählen, die bei Ihnen am besten durchgeführt werden kann, die Ihrer persönlichen Situation am besten entspricht, bei der Sie selbst sich am wohlsten fühlen und bei der Sie selbst am ruhigsten bleiben können.

Ruhig bleiben – wie macht man das?

Sich um ein Kind mit einem Pseudo-Krupp-Anfall Sorgen zu machen, das ist etwas anderes, als wenn man bei einem fieberkranken Kind sitzt und mitleidig wünscht, daß es dem Kind bald wieder besser gehen möge. Denn die Angst um ein Kind mit Pseudo-Krupp ist immer berechtigt. Zwar helfen oft genug einfache Mittel. Trotzdem kann es relativ rasch zu einem Zustand kommen, der bedrohlich für das Kind ist.

Eine bloße »Es-wird-schon-gut-ausgehen-Haltung«, ein Scheinoptimismus deckt diese Angst oft zu und führt dazu, daß man in kritischen Situationen wirklich hektisch wird – denn man ist darauf nicht eingerichtet.

Wirkliche Ruhe können Sie also nur erreichen, wenn Sie zu Ihrer Angst stehen und sich überlegen, wie Sie mit ihr realistisch umgehen können.

Eine wesentlicher, beeinträchtigender Faktor besteht oft schon im Vorfeld, bevor es überhaupt bei dem Kind zu einem neuen akuten Pseudo-Krupp-Anfall gekommen ist: Viele Mütter und Väter berichten davon, daß sie selbst kaum noch Schlaf finden. Sie haben nach mehreren Pseudo-Krupp-Anfällen Sorge, daß sie ihr Kind bei einem neuerlichen Anfall nicht hören und den Anfall verschlafen könnten.

Diese Angst ist verbreitet. Sie ist aber unberechtigt, sofern die Eltern dafür sorgen, daß das Kind in Hörweite schläft. In Hörweite bedeutet: Ein normales, nicht übermäßig lautes Rufen Ihres Kindes sollten Sie hören können. Halbgeöffnete Türen zwischen Elternschlafzimmer und Kinderzimmer reichen bei normalen Wohnverhältnissen dafür aus. Seien Sie sicher: Sie können zwar manchmal so tief schlafen, daß Sie nicht mitbekommen, wann Ihr Partner nach einer langen Fernsehnacht ins Bett kommt. Den Pseudo-Krupp-Husten Ihres Kindes hören Sie aber mit Sicherheit sofort. Erstens ist er sehr laut. Zweitens registriert der Mensch instinktiv nachts Geräusche, die eine Bedrohung darstellen können, und er wird wach. Drittens sind Sie als Eltern besonders sensibel dafür, diesen Husten zu registrieren. (Genauso nehmen Sie auch andere Bedrohungen für die Kinder wahr. Es gibt kaum Eltern, die berichten können, daß sie einmal überhört hätten, wenn sich ihr Kind nachts übergeben mußte, obwohl das oft sehr viel leiser als ein Krupp-Husten vor sich geht. Nicht das Geräusch allein sorgt für den Weckreiz, sondern das Wissen um die Gefahr: An Erbrochenem kann man ersticken.)

Vertrauen Sie deshalb auch auf Ihren eigenen Elterninstinkt! Besondere Vorkehrungen, wie das Installieren eines Babyphons, um ihr Kind nachts zu hören, brauchen Sie nur zu treffen, wenn Ihr Kind nicht in Hörweite schläft. Allerdings: Ein Kind, das einmal einen Pseudo-Krupp-Anfall hatte, sollten Sie auf keinen Fall eine Nacht fremdbetreut (Babysitter, Großeltern, Freunde) lassen. Ihr Kind braucht Sie persönlich, wenn es wieder krank wird.

Undenkbar, daß ein Fremder auf den Pseudo-Krupp-Anfall Ihres Kindes richtig reagieren kann – Sie selbst sind ja unsicher genug. Ein weiterer Komplex von Sorge und Angst bei Eltern von kranken Kindern besteht ja im Gefühl,

- nicht das Richtige,
- nicht alles, was möglich ist,
- oder etwas zu spät

zu tun.

Einerseits brauchen Sie Ihrem Kind sicher nicht bei jedem Pseudo-Krupp-Anfall ein Kortison-Zäpfchen zu geben. Wenn ein Kortison-Zäpfchen nötig ist und Sie eines im Haus haben, benötigen Sie keinen Arzt. Trotzdem sollten Sie erkennen, wann der Zustand Ihres Kindes mit Ihren Mitteln nicht mehr beherrscht werden kann. Es ist verständlich, daß sich manche Eltern damit überfordert fühlen.

Vertrauen Sie aber darauf, daß Sie, wie andere Eltern auch, im Laufe der Zeit das Gefühl dafür entwickeln, in welchem Zustand Ihr Kind ist. Solange Sie unsicher sind, könnten Sie nach folgender Phaseneinteilung verfahren:

1. Zuführung feuchter Luft und Beruhigung sind die ersten Hilfsmittel bei einem Pseudo-Krupp-Anfall. Sie führen normalerweise zu einer so deutlichen Besserung des Zustands, daß das Kind wieder einschläft.
2. Kommt es nach einer halben Stunde zu keiner Besserung, sollten Sie ein Kortison-Zäpfchen geben. (Der Notarzt, den Sie jetzt rufen würden, würde auch nichts anderes machen.)
3. Wenn sich der Zustand schon vorher sehr deutlich verschlechtert oder wenn es nach einer Stunde zu keiner Besserung kommt, dann sollten Sie das Kind zum Krankenhaus bringen oder einen Rettungswagen rufen (über besonders wichtige Warnzeichen lesen Sie später mehr).

Sie brauchen normalerweise nichts in der Nacht von einer Minute auf die andere entscheiden. Das ist nur bei radikalen Verschlechterungen nötig. Ansonsten haben Sie jeweils eine halbe Stunde Zeit, etwas zu tun und auf die Wirkung zu warten, bevor Sie den nächsten Schritt tun. Diese Schritte sollten Sie aber, zur eigenen Entlastung, sehr schematisch und konsequent gehen:

- Innerhalb einer halben Stunde keine Besserung durch feuchte Luft und Beruhigen? Dann muß ein Zäpfchen gegeben werden.
- Durch Kortison-Zäpfchen innerhalb einer Stunde keine Besserung oder deutliche Verschlechterung? Dann muß das Kind ins Krankenhaus.

Die Zahl der Krankenhauseinweisungen von Kindern mit Pseudo-Krupp ist übrigens nicht sehr hoch. Oft handelt es sich um Ersterkrankungen, wenn die Eltern überhaupt nicht wissen, was Sie tun sollten und können. Sie können deshalb einigermaßen sicher sein: Die Hilfen, die Ihnen zur Verfügung stehen, reichen meistens für eine angemessene Unterstützung Ihres Kindes aus.

In der Nacht, während des Pseudo-Krupp-Anfalls Ihres Kindes, brauchen Sie also nicht immer wieder neue Entscheidungen über ärztliche Hilfe und Selbsthilfe zu treffen. Sie sollten sich auch von anderen organisatorischen Fragen so weit wie möglich entlasten. Soviel Zeit wie eben möglich sollten Sie dafür verwenden, mit Ihrem Kind in feuchter Luft zu sitzen und es zu beruhigen.

Das bedeutet: Die Telefonnummern, die Sie bei ärztlicher Nothilfe oder bei einem Krankentransport benötigen, sollten Ihnen vorher bekannt sein. Sie sollten jetzt schon einmal abklären, auf welchem Weg Sie an Ihrem Wohnort die schnellste Hilfe erhalten können. Das ist von Ort zu Ort verschieden: Manchmal gibt es zentrale Rufnummern für einen Rettungsdienst. Woanders ist man am besten bedient, wenn man direkt beim Krankenhaus anruft. Diese Rufnummern sollten auf alle Fälle in Ihrem persönlichen Telefonregister stehen und am besten im Telefon eingespeichert

Gute Vorbereitung auf das, was im Notfall zu tun ist, gibt Ihnen Sicherheit

sein. Falls Ihr Arzt Ihnen gesagt hat, daß er für eine Notfallhilfe auch nachts zur Verfügung steht, gilt für seine Telefonnummer das gleiche.
Damit Sie alle nötigen Telefonnummern und die Verhaltensweisen in Kurzform immer zur Hand haben, können Sie sich auch die Checklisten auf den Seiten 153/154 kopieren und im Kinderzimmer oder an Ihrer Pinnwand aufhängen.
Wenn Sie nachts durch einen Pseudo-Krupp-Anfall Ihres Kindes aufgeweckt werden, sollten Sie nicht erst dann entscheiden müssen, welche Methode der Luftbefeuchtung Sie diesmal einsetzen wollen. Das sollte ein für allemal entschieden sein. Sie sollten sicher wissen, wo Sie ein Kortison-Zäpfchen finden werden, falls Sie es in einer halben Stunde brauchen. Wenn Sie sich mit Ihrem Kind auf die Terrasse, auf den Balkon oder an ein geöffnetes Fenster setzen, dann sollten Sie vorher für sich selbst warme Kleidung griffbereit haben (Schal, dicker Mantel, dicke Socken und Stiefel lassen sich schnell über den Schlafanzug ziehen). Ihr Kind wickeln Sie am besten in seine Bettdecke, danach brauchen Sie auch nicht lange suchen. Für das Bereitstellen einer bequemen Sitzgelegenheit, für das Laufenlassen von heißem Wasser in der Dusche oder für das Ansetzen eines Wasserkessels ist Hilfe sicher nützlich: Wekken Sie Ihren Partner kurz, wenn Sie einen haben, und sagen Sie ihm, was er tun soll. Insgesamt ist es wichtig, daß bei zwei Partnern einer die Führung in dieser Situation übernimmt. Nichts ist beunruhigender für alle Beteiligten, als wenn sich die Eltern über die Vorgehensweisen auseinandersetzen müssen oder sich gar vor ihrem kranken Kind darüber streiten, was denn jetzt am besten zu tun sei.
Wenn Sie diese Führung übernehmen, können Sie

dem Partner auch klar sagen, wenn Sie ihn nicht mehr brauchen oder wenn er gar stört: »Du kannst dich wieder hinlegen. Ich mach das alleine. Ich werde dich wieder wecken, wenn ich Hilfe brauche.«

Weil es auch auf das Kind beruhigend wirkt, wenn bei jedem Pseudo-Krupp-Anfall das gleiche getan wird, sollten Sie nicht nur möglichst jeweils zu den gleichen Maßnahmen greifen, sondern es sollte auch, wenn es irgendwie geht, immer dieselbe Person sein, die das tut. Das ist am besten derjenige oder diejenige, die von vornherein ruhiger und weniger aufgeregt ist und diese Ruhe besser auf das Kind übertragen kann. Wenn Sie sich nicht entscheiden können, wer das von Ihnen beiden ist, kommen andere Kriterien in Frage:

- Wer kann am nächsten Morgen ausschlafen?
- Wer wird besser mit Schlafentzug fertig?
- Wer hat schon Vorerfahrung mit Pseudo-Krupp?
- Wen wünscht sich das Kind zum Helfen?

Ein Kind kann man aber auch mit einigen Techniken beruhigen. Nur auf dem Schoß sitzen lassen und feuchte Luft atmen lassen ist sicher nicht genug.

- Sie sollten auf alle Fälle mit Ihrem Kind leise tröstend reden. »Armer Schatz« – »Ich hab' dich lieb« – Kose- und Trostworte – was Ihnen auch an Bemerkungen einfällt: Es tut dem Kind gut.
- Trösten Sie Ihr Kind auch durch Hin- und Herwiegen auf dem Schoß oder durch Hin- und Hertragen auf dem Arm (das geht natürlich am besten draußen auf einer Terrasse oder auf einem Balkon).
- Manche Kinder reagieren sehr gut auf leises Summen und das Singen von Schlaf- und Kinderliedern. Auch die Liederkassette, die sonst zuverlässig beim Einschlafen hilft, könnte beruhigende Wirkung haben.

- Streicheln Sie Ihr Kind, oder legen Sie ihm beruhigend die Hand auf den Rücken.
- Lassen Sie Ihr Kind etwas trinken: Trinken beruhigt, außerdem wirkt es etwas gegen den Hustenreiz, und viel Flüssigkeit trägt dazu bei, daß sich Schleim löst.
- Wer autogenes Training beherrscht, kennt den Wert positiver Vorsätze. Solche positiven Vorsätze wirken aber auch ohne autogenes Training. Vor allem ältere Kinder, die Sie verstehen, sollten Sie mit Worten ermutigen: »Es wird wieder gut« – »Du schaffst das schon« – »Es wird bald besser«. (Auch sich selbst können Sie solche Dinge sagen: »Ich habe in dieser Stunde Mut und Kraft genug.« – »Ich fühle mich stark und kann helfen.« – »Ich entscheide mich schnell und richtig.«)

Wenn Ihr Kind wieder einschläft, nehmen Sie es am besten mit zu sich ins Bett, oder legen Sie sich zu ihm. Das beruhigt Sie beide für den Rest der Nacht.

Versuchen Sie insgesamt, ganz bewußt wahrzunehmen, wie wirksam Ihr beruhigender Einfluß auf den Pseudo-Krupp-Anfall Ihres Kindes ist. Sie werden dann instinktiv spüren, welches Vorgehen bei Ihrem Kind am besten ist. Dieses Empfinden wird Ihnen in der Zukunft bei einem erneuten Anfall noch mehr Sicherheit und angemessene Ruhe geben.

Die Beruhigung des Kindes ist ein sehr wichtiges Element zur Linderung des Anfalls

Tatsächlich gibt es ja bei kaum einer anderen Erkrankung die Möglichkeit, so verhältnismäßig rasch und intensiv durch persönliche Zuwendung eine echte Besserung des Krankheitszustands zu erreichen. Dies wahrzunehmen und als einen Aspekt von Sicherheit und Ruhe auch zu genießen, kann nichts Schlechtes sein.

Sollte Ihnen deshalb jemand – laienhaft psychologisierend – beizubringen versuchen, daß die sehr enge

Eltern-Kind-Beziehung während eines Pseudo-Krupp-Anfalls ein Rückfall in Unselbständigkeit und Abhängigkeit des Kindes bedeutet – vergessen Sie es!

Was Sie auf keinen Fall tun sollten

Einiges von dem, was Sie bei einem Pseudo-Krupp-Anfall Ihres Kindes auf keinen Fall tun sollten, wurde schon erwähnt:
Sie sollten Ihr Kind auf keinen Fall zu Hause mit Babysittern oder anderen Personen, zum Beispiel Verwandten und Freunden, allein lassen, denn diese könnten auf einen Pseudo-Krupp-Anfall nicht richtig reagieren. Solch ein Anfall kann aber eben jederzeit auftreten. Und so sehr sich Kinder im Kindergartenalter auch manchmal wünschen, Nächte allein bei einem Freund oder einer Freundin, bei Oma und Opa, bei Tante oder Onkel verbringen zu dürfen – für Pseudo-Krupp-Kinder ist das nur möglich, wenn ein Elternteil dabei ist. Lassen Sie sich in diesem Bereich von niemandem hineinreden oder umstimmen: Manchmal können es gutgemeinte, pädagogisch begründete Ratschläge sein. Ein anderes Mal zieht jemand abfällig über Ihre vermeintlich übertriebene Besorgtheit her, um Sie davon zu überzeugen, daß es richtig sein könnte, Ihr Kind eine Nacht allein zu lassen. Sie wissen aber: Ihre Sorge ist berechtigt und angemessen. Ihr Verhalten ist richtig.

Geben Sie Ihr Kind nachts nicht in die Obhut anderer

Ratschläge von anderen sollten Sie gerade dann unbeachtet lassen, wenn Sie sich mehrmals davon überzeugen konnten, daß Ihr selbstgewähltes Vorgehen beim Pseudo-Krupp-Anfall Ihrem Kind hilft. Ältere Verwandte werden zwar die Hände über dem Kopf zusammenschlagen, wenn sie hören, daß Sie sich mit Ihrem kranken Kind in die feuchte Nachtluft setzen: »Das arme Kind ist doch sowieso schon erkältet. Da draußen holt es sich ja den Tod.« Bekannte in Ihrem Alter werden vor der Anwendung von Kortison-Zäpfchen warnen: »Da muß es doch was Natürliches geben, immer nur Chemie kann doch nicht gut sein.« Ihr Partner wird vielleicht meinen, daß Sie das Kind mitten in der Nacht unnötig verwöhnen: »Das Kleine tanzt dir auf der Nase rum – immer, wenn du weggehst, fängt es an zu husten.«

Lassen Sie sich aber von niemandem beirren oder zu einer anderen Vorgehensweise überreden: Nachtluft ist gut für Ihr Kind – Wärme und Heizungsluft ist schlecht. Kortison kann das Leben retten – Naturheilverfahren sind nützlich, wichtig und unersetzlich bei der Vorbeugung, aber nicht im Notfall. Daß das Kleine immer wieder erneut hustet, wenn Sie weggehen, beweist ja gerade den enormen Effekt der beruhigenden Zuwendung – Schimpfen, Drohen und »Streng-und-Konsequentsein« wäre das Verkehrteste, was Sie machen können.

Um Ihre Ruhe zu bewahren, sollten Sie nichts Unnötiges oder Überflüssiges unternehmen. Aufgeregte Eltern machen vieles nur, um damit der eigenen Nervosität freien Lauf zu lassen. Sie brauchen das zerwühlte Bett erst einmal nicht glattzuziehen – ein beruhigtes Kind schläft auch in zerwühlter Bettwäsche weiter. Selbst wenn Ihr Kind naß ist, brauchen Sie es nicht zu wikkeln oder umzuziehen, solange es auf Ihrem Schoß hustet und nach Luft ringt. Wenn Sie an seiner Stirn fühlen, daß es kaum oder nur ganz leichtes Fieber hat, brauchen Sie nicht dauernd Fieber zu messen. Insge-

samt sollten Sie einfach alles vermeiden, was laut, hell, schnell und grell ist.
Auf keinen Fall sollten Sie Ihrem Kind hustenstillende Säfte, Tabletten, Hustenbonbons, Lutschpastillen oder ähnliche Dinge geben, die nicht ausdrücklich vom Arzt verordnet wurden und deren Wirkung Sie eventuell gar nicht kennen. An Bonbons und Lutschpastillen kann sich das hustende Kind sehr leicht verschlucken. Säfte mit hustendämpfender Wirkung könnten die Atmung Ihres Kindes noch verschlechtern.
Daß Sie selbst und Ihr Partner durch Rauchen den Zustand Ihres Kindes verschlechtern, ist klar. Am besten sollten Sie natürlich überhaupt nicht rauchen – auf gar keinen Fall aber, wenn Ihr Kind einen Pseudo-Krupp-Anfall hat, auch nicht in anderen Zimmern der Wohnung, auf dem Balkon oder sonstwo, denn schon kleinste Mengen von Rauch, die dann doch durch alle Räume ziehen, bedrohen den labilen Zustand Ihres Kindes.
Was weniger bekannt ist und häufig falsch gemacht wird: Unmittelbar atmungsverschlechternde Wirkungen haben vor allem bei kleinen Kindern auch intensiv riechende Einreibungen, die bei Erwachsenen gern bei Erkältungen verordnet und erfolgreich angewendet werden. Besonders Menthol, Kampfer oder Pfefferminzöl (Japanöl) können lebensgefährliche Krampfzustände in den Atemwegen hervorrufen.

Menthol, Kampfer und Pfefferminzöl können Krampfzustände hervorrufen

Am Tag danach – Schöpfen Sie wieder Kraft

Der normale Elternalltag ist vollgepackt mit Aufgaben, Verpflichtungen und Terminen: Neben Berufstätigkeit,

Hausarbeit und Kinderbetreuung gibt es oft auch noch weitere selbstgewählte Verpflichtungen wie Hobbykurse, ehrenamtliche Tätigkeiten, Sportstunden, Gesprächskreise, Einladungen und anderes mehr.
Jede Erkrankung eines Familienmitglieds muß deshalb als Störung empfunden werden, die möglichst rasch behoben werden sollte. Die Verwendung von »viel zu viel Chemie« ist nicht nur den Ärzten anzulasten, denn andererseits haben oft auch Patienten bzw. die Eltern von kranken Kindern unrealistische Wünsche nach schneller Hilfe. Kinderärzte wissen von den Hintergründen mancher Elternanliegen: Sie sollen zum Beispiel ein fieberndes Kind hauptsächlich deshalb rasch wieder fitmachen, damit es am nächsten Tag zum Kindergeburtstag gehen kann, damit ein Wochenendausflug nicht ins Wasser fallen muß oder damit die Eltern am Abend ihre Teilnahme an einer lang geplanten Veranstaltung nicht absagen müssen.

Schonung, Ruhe und liebevolle Betreuung wirken oft dauerhafter als viele Medikamente

Richtig ist dagegen: Kranke Kinder benötigen Zeit, Ruhe und Betreuung zur Genesung. Gerade bei fieberhaften Erkältungskrankheiten könnte man gut auf viele Medikamente und Behandlungen verzichten, wenn man Schonung und eine Unterbrechung des üblichen Lebens nicht als Störung betrachten würde, sondern als die natürliche Antwort auf die Krankheit ansehen und in den Alltag integrieren könnte.
Daß das nicht immer möglich ist, ist keine Frage. Deshalb muß sich auch niemand als Rabenmutter oder Rabenvater betrachten, der aufstöhnend registriert: »Mein Kind ist schon wieder krank« – und besorgt alles sieht, was nun in der nächsten Zeit an zusätzlicher Arbeit auf sie oder ihn zukommt. Aber: Über solche Gefühle sollte man sich klar sein. Sie dürfen aber nicht die Ent-

scheidung darüber bestimmen, wie mit der jeweiligen Erkrankung umgegangen wird.
Bei einer akuten Erkrankung eines Kindes tagsüber weiß man ziemlich genau, welche Vorhaben und Arbeiten denn nun ausfallen müssen, weil man das Kind betreuen oder zum Arzt bringen muß. Bei Pseudo-Krupp kann man demgegenüber ein interessantes Phänomen beobachten: Weil die wesentliche Betreuungsphase in der Nacht stattfindet und das Kind oft am Morgen unbeeinträchtigt und einigermaßen gesund erscheint, wollen manche Eltern überhaupt nicht wahrhaben, daß auch dadurch der Alltag beeinflußt wird. Sie versuchen, am nächsten Tag das gewohnte Leben weiterzuführen. Allenfalls wundern sie sich etwas darüber, daß sie in der folgenden Zeit angespannt, erschöpft und müde sind oder eventuell sogar selbst erkranken.
Es gibt sicher eine sinnvollere Vorgehensweise. Machen Sie sich doch klar: Durch den Pseudo-Krupp-Anfall Ihres Kindes wurden Sie normalerweise mitten in der Nacht geweckt, meist zu der Zeit, in der sich Erwachsene selbst im Tiefschlaf befinden. In der Regel dauerte es ein bis zwei Stunden, bis Sie wieder zum Schlafen kamen. Der dann folgende Schlaf war sicher unruhig und nicht sehr tief. Ähnliches gilt für Ihr Kind. Sie können also davon ausgehen, daß die nächtliche Unruhe, fehlender Tiefschlaf, Sorge und Aufregung Sie so beeinträchtigt haben, daß die Fortsetzung des normalen Alltags mit seinen Aufgaben und Verpflichtungen Sie überfordert.
Gehen Sie deshalb doch, im eigenen Interesse und im Interesse Ihres Kindes, am nächsten Tag sehr sorgsam mit sich um. Lassen Sie Ihr Kind ausschlafen, wenn das irgendwie möglich ist. Wecken Sie es nicht etwa,

weil es zum Kindergarten oder zur Schule soll. Wenn es den Pseudo-Krupp-Anfall im Zusammenhang mit einer Erkältung hat, braucht es sowieso weiterhin Ruhe. Wenn es einen spasmodischen Pseudo-Krupp-Anfall hatte, kann es zwar sein, daß es nach dem Aufwachen völlig unbeeinträchtigt und gesund erscheint. Trotzdem tut ihm das Aufholen des fehlenden Nachtschlafs auch gut. Es gibt keinen Grund dafür, daß ein Kind, das nachts krank ist, nicht am nächsten Tag in Kindergarten oder Schule fehlen oder zu spät kommen darf!
Machen Sie sich selbst den Tag möglichst angenehm. Selbst wenn Sie viele Termine, Aufgaben und Verpflichtungen haben: Sie sollten sich überlegen, was davon Sie heute liegenlassen können, was unnötig ist, worauf Sie verzichten, was Sie absagen können.
Sagen Sie nicht: Das geht nicht. Irgend etwas geht immer. Niemand verlangt, daß Sie jeden Tag etwas Aufwendiges kochen. Machen Sie es sich heute einfach. Legen Sie die Bügelwäsche wenigstens diesmal einfach nur zusammen. Haben Sie kein schlechtes Gewissen, wenn Sie an so einem Tag den anderen Geschwistern eine Videokassette in den Apparat schieben, anstatt aufwendig und anstrengend mit ihnen zu spielen oder Hausaufgaben zu machen. Die ehrenamtliche Gruppe in Kirche, Partei oder Bürgerinitiative muß an so einem Tag auf Ihre Unterstützung verzichten können. Keine freiwillige Verpflichtung anderen gegenüber kann so wichtig sein, daß Sie sich selbst darüber vernachlässigen müssen. Üben Sie hier, öfter einmal »Nein« zu sagen. Sie sollten sich besser noch einmal hinlegen und etwas schlafen, spätestens mittags, wenn Sie das physiologische tägliche Leistungstief zusätzlich nach unten zieht. Diese Notwendigkeit kann auch der persönliche Gewinn nicht ersetzen, den Sie vielleicht

aus einer Sportgruppe oder einem Volkshochschulkursus ziehen.
Um das möglich zu machen, sollten Sie überlegen, wen Sie um Hilfe fragen können: Verwandte? Freunde? Bekannte? Nachbarn? Vielleicht nimmt Ihnen jemand gern tagsüber ein paar Stunden die Betreuung Ihrer Kinder ab, wenn er Ihnen damit helfen kann. Vielleicht sind Ihre älteren Kinder nachmittags gern in den Familien ihrer Freunde willkommen. Vielleicht freut sich Ihr Nachbar, dadurch mit Ihnen in näheren Kontakt kommen zu können, daß er für Sie ein paar Kleinigkeiten miteinkauft. Vielleicht kocht Ihre Schwiegermutter gern für Sie. Sie werden erleben: Sie bekommen mehr Hilfe, als Sie denken, wenn Sie sich nur zu fragen trauen, insbesondere dann, wenn Sie sich bei allen für die Hilfe bedanken und ihnen zeigen, daß man Ihnen indirekt damit auch hilft, besser für Ihr krankes Kind zu sorgen.
Auch wenn Sie berufstätig sind und Ihr Kind tagsüber durch andere Leute gut betreut wissen, sollten Sie versuchen, die Belastung der vorangegangenen Nacht nicht zu unterschätzen. Sie können an einem solchen Tag keine Höchstleistungen von sich fordern. Manchmal haben Sie am Arbeitsplatz einen guten Kollegen oder eine Kollegin, denen Sie zumindest kurz sagen können, wie angespannt und erschöpft Sie sich heute fühlen. Sie sollten die Pausen unbedingt für sich selbst zur Entspannung nutzen – und Sie sollten alle Termine am Abend absagen, alle häusliche Arbeit liegenlassen und statt dessen etwas lesen, entspannen, Musik hören und sich etwas Gutes tun.
Daß die Erkrankung eines Familienmitglieds auch alle anderen mitbetrifft, insbesondere die Eltern, wird häufig nicht gesehen und berücksichtigt. Sie können aber sicher sein: Wenn Sie sich auf die beschriebene Weise

selbst bewußt einen Weg suchen, auf die nächtliche Anspannung eines Pseudo-Krupp-Anfalls zu reagieren, dann werden Sie viel schneller und gründlicher wieder Kraft schöpfen können. Ruhe und Entspannung verstärken Ihre körpereigenen Abwehrkräfte: Vielleicht können Sie ganz einfach dadurch verhindern, daß Sie sich bei Ihrem Kind mit einer Erkältung anstecken.
Diese Erfahrung wird Sie in Zukunft noch ruhiger und sicherer und damit erfolgreicher auf den nächtlichen Pseudo-Krupp-Anfall reagieren lassen können.

Zusammenfassung

Unmittelbare Hilfe bei einem Pseudo-Krupp-Anfall bringen zwei Maßnahmen: das Befeuchten der Atemluft und das Beruhigen des Kindes.
Für das Befeuchten stehen mehrere Methoden zur Auswahl. Man sollte die wählen, die bei den persönlichen Lebens- und Wohnverhältnissen am unaufwendigsten und effektivsten zu verwirklichen ist. Oft ist das die Maßnahme, mit dem Kind auf Terrasse, Balkon oder am offenen Fenster die kühle, feuchte Nachtluft einzuatmen.
Ruhig bleiben und reagieren kann man besonders gut, wenn man vorbereitet ist und im Notfall weder überlegen muß, was nun zu tun ist, noch Medikamente zu suchen sind.
Durch Befeuchten der Atemluft und Beruhigen sollte es dem Kind innerhalb einer halben Stunde besser gehen. Wenn das nicht der Fall ist, sollte man ein Kortison-Zäpfchen in der verordneten Dosierung geben. Bessert sich der Zustand des Kindes nicht oder verschlechtert er sich schon vorher, muß das Kind ins Krankenhaus.
Am Tag nach einem Pseudo-Krupp-Anfall des Kindes

sollten die Eltern sich darum bemühen, auch wieder eigene Kraft zu schöpfen.

Checkliste Pseudo-Krupp-Anfall

Kortison-Zäpfchen befinden sich ____________________

verordnet am: ____________________

zu verwenden bis: ____________________

Andere Medikamente, die der Arzt verordnet hat (zum Beispiel Fieberzäpfchen, Beruhigungsmittel, Dosier-Aerosol, Schleimlöser)

1) ____________________

2) ____________________

3) ____________________

4) ____________________

Telefonnummern im Notfall

Krankenhaus/Rettungsdienst ____________________

Ärztlicher Notdienst ____________________

Taxi ____________________

Hausarzt ____________________

Kinderarzt ____________________

Weitere Telefonnummern

Arbeitsstelle Mann ____________________

Arbeitsstelle Frau ____________________

Kindergarten ____________________

Schule ____________________

Sonstige (Hilfe, Unterstützung, Ansprache)

____

Verhalten beim Pseudo-Krupp-Anfall

1) **Luft befeuchten. Kind beruhigen.**
   Wenn das innerhalb einer halben Stunde nichts hilft:

2) **1 Kortison-Zäpfchen nach Verordnung des Arztes** und eventuell weitere mit dem Arzt besprochene Maßnahmen.

Warnzeichen, die eine Krankenhauseinweisung nötig machen:

a) Der Pseudo-Krupp-Anfall ist besonders schwer

1) **Luftbefeuchtung, Beruhigung und Kortison-Zäpfchen bringen innerhalb einer Stunde keine Besserung**

2) **Rapide Verschlechterung**

3) **bläuliche Verfärbung von Lippen, Nägeln und Haut**

4) **seitliches Einziehen der Rippenbögen beim Atmen**

b) wahrscheinlich eine andere schwere Erkrankung

5) **hohes Fieber**

6) **apathisches, hinfälliges Verhalten**

7) **schwere Atemnot, aber kein typischer Pseudo-Krupp-Husten**

Grenzen der Selbsthilfe – wann ist Krankenhausbehandlung nötig?

Nur bei wenigen Erkrankungen gibt es so unterschiedlich gewichtete Ratschläge wie bei Pseudo-Krupp.

Manchen Broschüren scheint man entnehmen zu können, daß feuchte Handtücher und Auf-den-Arm-nehmen des Kindes grundsätzlich völlig ausreichende und effektive Maßnahmen sind: Dann wäre die Dramatik, die ein Pseudo-Krupp-Anfall oft in eine Familie bringt, aber eher eine hysterische als eine angemessene Reaktion – und das stimmt nicht.

Ärzte an Kinderkliniken sagen dagegen entschieden: Eigentlich muß jeder Pseudo-Krupp-Anfall ärztlich behandelt werden, am besten im Krankenhaus. Dieser Vorschlag ist durch die Erfahrung bestimmt, daß Kinder mit Atemnot oft zu spät behandelt werden. Außerdem könnten leichtere Formen von Pseudo-Krupp-Anfällen so ohne viel Aufwand richtig behandelt und manche lebensbedrohliche Situation bei rechtzeitiger ärztlicher Hilfe vermieden werden. Gleichzeitig wird aber von Klinikärzten darauf hingewiesen, daß früher recht häufig Pseudo-Krupp-Anfälle mit der akuten Kehldeckelentzündung Epiglottitis verwechselt werden konnten und fast die Hälfte aller Kinder mit Epiglottitis starben. Seit Anfang der achtziger Jahre bekommt aber fast jedes Kind die HIB-Impfung gegen den Erreger der Epiglottitis. Deshalb kommen Epiglottitisfälle nur noch bei Kindern vor, die aus irgendwelchen Gründen diese Impfung nicht erhalten haben oder eine erhebliche Abwehrschwäche haben. Todesfälle durch Pseudo-Krupp waren schon früher nicht sehr häufig. Sie sind auch heute extrem selten.

Fragt man Eltern, weshalb sie mit ihrem Kind bei einem Pseudo-Krupp-Anfall keinen Arzt und schon gar kein Krankenhaus aufsuchen, dann bekommt man den Eindruck: Dafür spielen Dinge eine Rolle, die von Medizinern überhaupt nicht gesehen werden, wie zum Beispiel

- die Vermutung, den Arzt nachts – eventuell schon das vierte oder fünfte Mal im Jahr – zu stören,
- die Erfahrung oder die berechtigte Sorge, nachts nicht den bekannten Hausarzt oder Kinderarzt erreichen zu können,
- die besonderen Umstände, die ein nächtlicher Arzt- oder Krankenhausbesuch zum Beispiel durch das Sich-Anziehen-Müssen von Eltern und Kind macht,
- persönliche Angst vor einem Krankenhaus und die Angst, daß das Kind dann dortbehalten wird,
- Befürchtungen, daß eine Krankenhausbehandlung das Kind mehr beeinträchtigt als selbst schlimme Atemnot,
- Vorstellungen von Luftröhrenschnitten, Einführen von Schläuchen in die Luftröhre und ähnlichen Maßnahmen als Routinebehandlung von Atemnot im Krankenhaus.

Zumindest darf man sicher sein: Wenn Pseudo-Krupp-Anfälle hauptsächlich tagsüber auftreten würden, dann würde die Terminorganisation in den Praxen von Kinderärzten und praktischen Ärzte regelmäßig von Eltern

mit Pseudo-Krupp-Kindern durcheinandergebracht, die im akuten Anfall nach sofortiger Hilfe suchen.
Besorgnisse und Befürchtungen vor bestimmten ärztlichen Maßnahmen sollte man sich sicher eingestehen, damit man besser mit ihnen umgehen kann. Sie dürfen aber auf keinen Fall die Entscheidungsgrundlage dafür sein, ob man ärztliche Hilfe für sein Kind sucht oder nicht – genausowenig wie die Tageszeit darauf einen Einfluß haben sollte. Ob ein Kind zum Arzt muß oder nicht, hängt allein von seinem gesundheitlichen Zustand ab. Andere Kriterien sollten keine Rolle spielen.
Deshalb sollten Sie als Eltern mit einem Pseudo-Krupp-Kind wissen:
Selbsthilfe hat auf alle Fälle Grenzen. Bei einer Atemwegserkrankung mit so erheblichen Einengungen der Luftwege, wie es beim Pseudo-Krupp der Fall ist, besteht in seltenen Fällen die reale Gefahr des Erstickens. Außerdem gibt es andere Erkrankungen, die auf den ersten Blick leicht mit Pseudo-Krupp verwechselt werden. Sie können aber einen anderen und eventuell gefährlicheren Verlauf nehmen. Die Gefahr, mit solchen Erkrankungen nicht rechtzeitig ärztliche Hilfe zu suchen, besteht besonders dann, wenn man zusammen mit seinem Kind schon mehrere Pseudo-Krupp-Anfälle erfolgreich mit den Selbsthilfemaßnahmen überstanden hat.
Folgendes sind Warnzeichen, von denen jedes einzelne unabhängig von den anderen darauf hinweist, daß Sie entweder mit den gewohnten Methoden einen besonders schweren Pseudo-Krupp-Anfall nicht bekämpfen können oder daß eine andere Erkrankung vorliegt, die eine sofortige Notfallbehandlung erfordert:

- Trotz Luftbefeuchtung und Beruhigung geht es Ihrem

Kind immer schlechter. Kortison-Zäpfchen zeigen auch nach einer halben Stunde keinerlei Wirkung.

- Lippen, Fingernagelflächen und die Haut Ihres Kindes verfärben sich bläulich.
- Beim Atmen ziehen sich auch die seitlichen Rippenbögen deutlich und stark ein. (Das können Sie mit der Hand auch über dem Schlafanzug erfühlen.)
- Ihr Kind hat hohes Fieber.
- Die Atemnot Ihres Kindes nimmt deutlich zu, aber das charakteristische Pseudo-Krupp-Husten fehlt.
- Ihr Kind wirkt nicht unruhig, aufgeregt und ängstlich, sondern abgeschlagen, apathisch und kaum ansprechbar.

Sie wissen schon: Ein Notarzt, den Sie nachts ins Haus kommen lassen, kann normalerweise auch nur untersuchen, Kortison- und Beruhigungszäpfchen verordnen und bei schwersten Pseudo-Krupp-Anfällen oder bei anderen schweren Erkrankungen die Krankenhauseinweisung veranlassen.

Falls Sie also selbst Kortison-Zäpfchen im Haus haben, es richtig angewendet haben und trotzdem (oder vorher schon!) eines der oben aufgeführten Warnzeichen auftritt, sollten Sie sich sofort und unmittelbar ans nächste Krankenhaus oder den Rettungsdienst wenden. Mit großer Wahrscheinlichkeit werden Sie von hier auch nachts schneller und verläßlicher Hilfe bekommen als beim notärztlichen Dienst.

Zögern Sie nicht, bei Verschlechterung oder anderen Warnzeichen den Rettungsdienst zu rufen

Möglicherweise überlegen Sie sich, ob Sie selbst mit Ihrem Kind zum Krankenhaus fahren können. Voraussetzung dafür ist, daß Sie jemanden haben, der bei den anderen Kindern zu Hause bleibt. Berücksichtigen Sie aber auch, daß Ihre eigene Angst und Unruhe ein sicheres Fahren erschwert. Die meisten Kinder sind außerdem auch während der Fahrt darauf angewiesen, beruhigend gehalten und getröstet zu werden. Deshalb brauchen Sie in der Regel jemanden anders als Fahrer. Besser und in jedem Fall praktikabel ist es deshalb, den Rettungsdienst des Krankenhauses anzurufen.

Daß Sie die Telefonnummer des Krankenhauses griffbereit haben, sollte selbstverständlich sein. Wenn Sie aber bei diesem Anruf nicht deutlich Ihr Anliegen vorbringen, besteht die Gefahr, daß die gebotene Eile auf der anderen Seite nicht unbedingt erkannt wird und Sie womöglich wieder zuerst an den Notarzt verwiesen werden. Sagen Sie also deutlich:

- »Mein Kind hatte bereits mehrfach Pseudo-Krupp-Anfälle; ich habe bereits Kortison-Zäpfchen gegeben, aber es wird deutlich schlimmer.«
- Oder: »Mein Kind hatte bereits mehrfach Pseudo-Krupp-Anfälle; heute ist es anders: Es wird blau – es droht zu ersticken – es hat hohes Fieber – es ist apathisch.«
- Oder: »Mein Kind hatte bereits mehrfach Pseudo-Krupp-Anfälle, und unser Hausarzt hat uns strikt angewiesen, uns bei einer Verschlechterung wie jetzt unmittelbar ans Krankenhaus zu wenden.«

Tun Sie danach nichts Überflüssiges! Ob Sie frisiert sind oder nicht, was Sie oder Ihr Kind anhaben – all das spielt im Krankenhaus keine Rolle.

Sie können damit rechnen, daß Ihr Kind im Krankenhaus sofort behandelt wird, denn Patienten mit Atembeschwerden sollten eigentlich überall Vorrang haben. Bei der Untersuchung wird der Arzt vor allem entscheiden wollen, ob Ihr Kind tatsächlich einen Pseudo-Krupp-Anfall hat oder ob eine andere Erkrankung vorliegt.

Sagen Sie unbedingt, welche Medikamente Sie Ihrem

Kind bereits gegeben haben: Der Arzt muß wissen, ob das Kind schon bereits mit Kortison oder Adrenalin versorgt worden ist. Er muß auch die Menge kennen. Das kann für ihn für die Diagnose und die Weiterbehandlung entscheidend sein. Wenn Sie es wissen, sollten Sie auch sagen, wann Sie Ihrem Kind ein Kortison-Zäpfchen verabreicht haben: Erst kurz vor der Abfahrt ins Krankenhaus? Vor etwa einer Stunde? Schon vor mehreren Stunden? Sie können auf keinen Fall darauf vertrauen, daß die Informationen bei Ihrer Notfallmeldung etwa weitergegeben wurden!

Wenn Ihr Kind tatsächlich »nur« einen schweren Pseudo-Krupp-Anfall hat, wird es wahrscheinlich auch im Krankenhaus erst einmal inhalieren müssen: ebenfalls Adrenalin. Dabei handelt es sich um eine längerfristige Dauerinhalation: Ihr Kind atmet mit jedem Atemzug den Wirkstoff ein. Vermutlich wird es dabei an ein Gerät angeschlossen, mit dem die Herztätigkeit überwacht wird. Wenn es noch kein Kortison-Zäpfchen erhalten hat, wird es eine vergleichbare Menge Kortison über eine Spritze bekommen – das wirkt bedeutend schneller. Damit bei einer notwendigen Weiterbehandlung (zum Beispiel zur Bestimmung der Blutwerte) nicht immer wieder neu eingestochen oder gespritzt werden muß, wird in vielen Fällen gleich eine Dauerkanüle angelegt. Vielleicht bekommt Ihr Kind auch eine Infusion, vor allem, um eine ausreichende Flüssigkeitszufuhr zur Schleimlösung zu gewährleisten. Ob ein Beruhigungsmittel gegeben wird, hängt vom Verhalten des Kindes und der Eltern ab. Bei einer sehr aufgeregten Atmosphäre ist das sicher nützlich.

Überwachte Dauerinhalation im Krankenhaus führt bei den allermeisten schweren Pseudo-Krupp-Anfällen zu einer so deutlichen Besserung, daß danach weitere

Maßnahmen nicht nötig sind. Trotzdem wird man Ihnen nahelegen, Ihr Kind nicht sofort wieder mit nach Hause zu nehmen, sondern es ein oder zwei Tage zur Beobachtung im Krankenhaus zu lassen. In manchen Krankenhäusern wird dann routinemäßig ein Antibiotikum gegeben. Bei einem spasmodischen Pseudo-Krupp-Anfall ohne irgendwelche Erkältungsanzeichen gibt es dafür wenig Grund. Bei einer zugrundeliegenden Erkältung allerdings spielt für die Entscheidung, Antibiotika zu geben, die klinische Erfahrung eine Rolle: Besonders schwere Pseudo-Krupp-Anfälle deuten auch darauf hin, daß der zugrundeliegende Virus-Infekt sehr schwer verläuft und eine bakterielle Folgeinfektion wahrscheinlich wird. Pseudo-Krupp-Anfälle mit bakteriellem Hintergrund aber haben einen gefürchteten, lebensbedrohenden Verlauf.

Bei allen bisher beschriebenen Behandlungen, die während des schweren Pseudo-Krupp-Anfalls im Krankenhaus nötig sind, können Sie normalerweise dabei sein, Ihr Kind weiter beruhigen und begleiten. Machen Sie sich selbst klar: Was hier passiert, sieht für Sie möglicherweise gefährlich und erschreckend aus. Es dient aber ausschließlich dazu, Ihrem Kind zu helfen und die richtigen Entscheidungen zu treffen: Eine Dauerkanüle erspart Ihrem Kind zusätzliche Schmerzen durch immer wieder neues Spritzen. Eine Infusion sorgt für mehr Flüssigkeitszufuhr, als es Ihrem Kind im momentanen Zustand durch beständiges Trinken möglich wäre. Die Herzüberwachung warnt vor einer Überdosierung von Adrenalin.

Daß Arzt und Personal dabei eher routinemäßig handeln und sich von der Schwere des Krankheitsbilds nicht erschreckt und beeinflußt zeigen, ist eher günstig: Ärztliche Behandlung im Krankenhaus verlangt

Distanz und kühlen Kopf, um auch dann schnell und unbeeinflußt entscheiden und handeln zu können, wenn es um Sekunden geht. (Nicht zuletzt deshalb behandeln Ärzte auch normalerweise nie ihre eigenen Angehörigen, außer bei Bagatellerkrankungen!)
Im übrigen: Für Sie selbst ist die Krankenhausatmosphäre vielleicht das Signal für etwas besonders Bedrohliches und Schlimmes. Für sehr kleine Kinder ist ein Besuch in einer Arztpraxis aber mit Sicherheit genauso fremd. Solange Sie jedoch in der Praxis und im Krankenhaus beruhigend dabei sind, braucht es sich demgegenüber nicht hilflos und allein zu fühlen. Ältere Kinder haben vielleicht schon einmal oder mehrfach die Erfahrung gemacht, daß ihnen im Krankenhaus entscheidend geholfen wurde. Auf manche von ihnen wirkt die Krankenhauseinweisung deshalb sogar unmittelbar beruhigend. Sie können die Krankenhausatmosphäre, wenn die schlimmste Atemnot vorüber ist, manchmal sogar ausgesprochen spannend finden. Mißdeuten Sie es deshalb keinesfalls als eine Fehlhaltung oder gar eine Verhaltensstörung Ihres Kindes, wenn Sie immer wieder bemerken, daß es ihm schon auf dem Weg zum Krankenhaus plötzlich deutlich besser geht. Sprechen Sie allerdings mit dem behandelnden Arzt darüber.
Nahezu nie werden bei Pseudo-Krupp-Anfällen Behandlungen nötig, die trotzdem in den Köpfen mancher Eltern als typische Krankenhausmethoden bei Atemnotanfällen gelten – wie das Einführen eines Schlauches in die Luftröhre (Intubation) oder der Luftröhrenschnitt (Tracheotomie).
Beide Maßnahmen können allerdings nötig sein, wenn kein Pseudo-Krupp-Anfall, sondern eine Kehldeckelentzündung (Epiglottitis) oder Diphtherie vorliegt. (Ist Ihr

Kind gegen Diphtherie und HIB geimpft worden? Dann ist beides sehr unwahrscheinlich.)

Intubation und Tracheotomie sind Notfallbehandlungen. Sie werden in Kurznarkose ausgeführt. Sie als Eltern können und brauchen nicht dabei zu sein. Im nachhinein ist mit Sicherheit eine Intensivüberwachung des Kindes erforderlich, mit der entsprechenden elterlichen Betreuung und Zuwendung. Aber es sei noch einmal betont: Diese Behandlungsmaßnahmen werden bei Pseudo-Krupp-Anfällen extrem selten nötig – um so weniger, wenn die Eltern bei Verschlechterung des Zustands und auch schon bei fehlender Besserung durch die Selbsthilfemaßnahmen nicht stundenlang warten, sondern unmittelbar das Krankenhaus aufsuchen.

Bei Pseudo-Krupp ist ein Luftröhrenschnitt absolute Ausnahme

Jedes Kind benötigt im Krankenhaus elterliche Zuwendung und Betreuung, nicht nur intensivbehandelte Kinder. Zum Glück gibt es in den meisten Krankenhäusern schon seit Jahren keine strengen Besuchszeiten mehr auf den Kinderstationen. Eltern können kommen und dableiben, wann und wie lange sie wollen. Nutzen Sie das! Lassen Sie Ihr Kind im Krankenhaus auch dann nicht allein, wenn es schläft oder wenn Sie den Eindruck haben, daß es im Moment gut betreut wird. Ihr Kind kann aufwachen, oder es kann in kurzer Zeit den starken Wunsch haben, wieder einmal gestreichelt, getröstet und geschmust zu werden. Dann sollte jemand da sein, der ihm das geben kann. Allenfalls etwas ältere Kinder können für einen kurzen, überschaubaren Zeitraum, der dann aber unbedingt eingehalten werden muß, einmal allein gelassen werden.

Berücksichtigen Sie bitte die besonderen Organisationsstrukturen im Krankenhaus, wenn Sie etwas über den Gesundheitszustand Ihres Kindes wissen wollen.

Krankenschwestern und Krankenpfleger sind nicht die Ansprechpartner, um präzise, zuverlässige oder gar verbindliche Auskünfte über den Gesundheitszustand Ihres Kindes und seine weitere Behandlung zu erhalten. Ob Bemerkungen wie »Es geht ihm ja schon viel besser« oder »Der pfeift aber noch ganz schön beim Atmen« von einer Lernschwester, einer Hilfskraft, einer Praktikantin oder der Stationsschwester kommen, können Sie normalerweise nicht unterscheiden. Genausowenig wissen Sie, ob es sich bei der Äußerung »Er wird wohl noch ein paar Tage hierbleiben müssen« um eine bloße Vermutung eines Zivildienstleistenden oder um das Ergebnis einer Stationsbesprechung handelt. Legen Sie also nicht jedes Wort auf die Goldwaage, das Ihnen hier, oft sehr freundlich gemeint, gesagt wird. Verbindliche Auskünfte über den Zustand Ihres Kindes kann Ihnen nur der verantwortliche Stationsarzt geben. Vermeiden Sie es deshalb, jeden anderen zu fragen und sich eventuell sogar im Gespräch mit dem Arzt auf anderslautende Auskünfte von Stationspersonal zu berufen.

Großzügig sollten Sie auch mit den Zeitangaben umgehen, die Ihnen im Krankenhaus genannt werden: »Der Arzt kommt gegen neun Uhr vorbei« – das ist im Krankenhaus meist eine deutlich unpräzisere Angabe als die Terminvorgaben in Arztpraxen! Fragen Sie also lieber freundlich nach, wenn er um zehn Uhr noch nicht da war, und ärgern Sie sich nicht allzusehr. Sie sind im Moment für Ihr Kind wahrscheinlich sowieso wichtiger als der Arzt.

Bringen Sie Ihrem Kind etwas von zu Hause mit – ein Stofftier, ein bekanntes Bilderbuch oder Fotos. Beschäftigen Sie sich mit ihm, wenn es das will. Wenn es das nicht will, schläft oder sich allein beschäftigt, sollten

Sie nicht gelangweilt herumsitzen müssen: Ein Buch, eine Zeitung zum Lesen oder auch etwas zu stricken oder zu malen dabeizuhaben (falls das Ihre Hobbys sind) ist für Sie angenehm. Es vermittelt Ihrem Kind außerdem die Atmosphäre, daß auch Sie sich im Krankenhaus wohl fühlen können, ohne ständig das besonders Schlimme einer solchen Situation betonen zu müssen.

Versuchen Sie, so oft und lange wie möglich, bei Ihrem Kind im Krankenhaus zu bleiben

Insbesondere in den Tagen und Wochen nach dem ersten Krankenhausaufenthalt zeigen sich alle Kinder auch zu Hause verändert. Diese Veränderung ist um so schlimmer und dramatischer, je mehr das Kind im Krankenhaus allein gelassen wurde. Aber auch begleitete Kinder sind häufig wieder ganz besonders anhänglich. Sie fallen manchmal in Verhaltensweisen zurück, die als überwunden galten. Manche werden eine Zeitlang besonders launisch oder weinerlich.
Lassen Sie das zu! Betrachten Sie solche Reaktionen als natürlich nach einem Krankenhausaufenthalt. Desto schneller dürften sie vorbeigehen. Fast allen Kindern hilft es sehr, wenn man in der nächsten Zeit, altersgemäß, immer wieder einmal »Krankenhaus« spielt – mit Stofftieren oder Puppen, mit älteren oder jüngeren Geschwistern oder mit den Eltern selbst, die dann verbunden, beatmet, verpflastert und gespritzt werden. Für ältere Kinder können Bilderbücher und Vorlesebücher über Kinder im Krankenhaus sehr wichtig werden, und zwar nicht nur zur Bewältigung des Erlebten, sondern manchmal ja auch zur Vorbereitung darauf, daß sich so etwas durchaus wiederholen kann.
Völlig falsch ist es, die unangenehmen Seiten des Krankenhausaufenthalts dauernd zu betonen und damit Krankenhauseinweisung sozusagen als Strafmaßnahme

darzustellen: »Wenn du jetzt nicht deine Medizin nimmst, mußt du wieder ins Krankenhaus« oder: »Du willst doch nicht, daß man dich schon wieder ein paar Tage im Krankenhaus behält und dauernd piekst – also bleib endlich im Bett und sei ruhig!«
Stellen Sie demgegenüber vor allem Ihrem älteren Kind grundsätzlich den Krankenhausaufenthalt als eine Hilfe dar. Betonen Sie die angstfreien Aspekte: »Weißt du noch – die Krankenschwester, die immer so lustig war« – »Das war schön, daß noch andere Kinder da waren, mit denen du spielen konntest«. Und sagen Sie – nicht nur Ihrem Kind, sondern auch sich selbst – positiv: »Wenn es wieder einmal so schlecht geht, dann wissen wir, wo es schnelle Hilfe gibt.«

Zusammenfassung

Bei anhaltender Atemnot während eines Pseudo-Krupp-Anfalls muß das Kind ins Krankenhaus. Hier wird zuerst geklärt, ob eventuell eine andere Erkrankung vorliegt. Vor allem die lebensgefährliche Kehldeckelentzündung (Epiglottitis) muß ausgeschlossen werden.
Pseudo-Krupp-Anfälle werden im Krankenhaus vor allem durch Inhalation unter Überwachung und mit Infusionen behandelt. Wegen der Schwere des Anfalls wird normalerweise eine ein- bis zweitägige Beobachtungszeit im Krankenhaus vorgeschlagen.
Das Einführen eines Schlauchs in die Luftröhre (Intubation) oder der Luftröhrenschnitt (Tracheotomie) sind Intensivmaßnahmen, die unter Narkose durchgeführt werden. Bei der Epiglottitis sind sie oft nötig und lebensrettend. Bei Pseudo-Krupp sind sie extrem selten nötig, und sie werden nahezu nie angewendet.

Kinder im Krankenhaus brauchen intensive Zuwendung und Betreuung durch die Eltern. Das gilt auch für die Wochen nach einem Krankenhausaufenthalt.

Infektanfälligkeit vorbeugen und Immunabwehr unterstützen

Egal, ob man selbst von Husten, Schnupfen oder Halsweh spricht oder ob der Arzt Bronchitis, Rhinitis oder Pharyngitis sagt – meist ist damit etwas gemeint, was umgangssprachlich Erkältung oder Erkältungsinfekt genannt wird und jedem bekannt ist. Manchmal wird es auch als grippaler Infekt oder (falsch) als Grippe bezeichnet.

Weit mehr als zwei Drittel aller Pseudo-Krupp-Anfälle bei Kindern finden während eines solchen Erkältungsinfekts statt. Auch solche Kinder, die spasmodische Pseudo-Krupp-Anfälle haben, bekommen oft während eines Erkältungsinfekts weitere Anfälle. Viele Eltern von Kindern mit Pseudo-Krupp haben auch den Eindruck, daß ihre Kinder besonders häufig an Erkältungen leiden. Deshalb liegt der Wunsch nahe, daß das Kind möglichst wenig Erkältungen hat, daß diese wenigen Erkältungen leicht verlaufen, daß sie rasch verschwinden und daß sie nicht mit einem Pseudo-Krupp-Anfall verbunden sind.

Der Eindruck, daß das Kind besonders oft Erkältungsinfekte hat, muß übrigens nicht immer richtig sein. Weil viele Eltern nur ein oder zwei Kinder haben, fallen der Vergleich und die Einschätzung schwer. Die Häufigkeitsangaben für Erkältungskrankheiten schwanken im übrigen stark. Kinderärzte bestätigen den Eindruck,

daß heutzutage viel mehr Erkältungskrankheiten in der Praxis behandelt werden als früher. Ältere Kinderärzte weisen allerdings auch sehr deutlich darauf hin, daß darunter viele Erkrankungen sind, für die man früher nicht zum Arzt gegangen ist. Es hat sich nämlich auch das Verhalten der Eltern verändert. Viele neigen heute dazu, auch bei leichten Erkrankungen der Kinder, die früher selbständig und mit Hausmitteln behandelt wurden, den Arzt zu konsultieren.
Für Kinder und vor allem für Kleinkinder werden fünf bis zehn Infekte pro Jahr als normal angesehen. Man schätzt, daß bei Erwachsenen zwei bis vier Infekte pro Jahr normal sind. Dabei haben Eltern mit kleinen Kindern im Haus wiederum etwas mehr. Im Alter werden Erkältungskrankheiten immer seltener.
Manche Ärzte wenden gegen solche Zahlenangaben allerdings ein, daß diese »Normalitätsangaben« nur einen schlechten allgemeinen Gesundheitszustand und insbesondere eine weitverbreitete Immunschwäche in großen Teilen der Bevölkerung widerspiegeln. Sie sagen, daß bei einer völlig gesunden Lebensweise Kinder allenfalls zwei bis drei Infekte pro Jahr, Erwachsene aber überhaupt keine Erkältungen haben brauchten.
Daß Sie als Eltern eines Kindes mit Pseudo-Krupp-Anfällen ein Interesse daran haben, Ihr Kind mit möglichst wenigen Erkältungsinfekten konfrontiert zu sehen, stößt in Ihrer Umgebung vielleicht nicht auf allzuviel Verständnis: Schließlich gelten Erkältungen im allgemeinen doch als banale, harmlose Erkrankungen, die nach einiger Zeit von selbst wieder verschwinden. Wer aber für sich selbst und sein Kind wünscht, daß es am besten überhaupt keine Erkältungen mehr geben sollte, der darf nicht übersehen, daß es gerade solche Erkältungskrankheiten sind, die auch die Im-

munabwehr des Körpers trainieren können. Wahrscheinlich sollte deshalb jeder Mensch in der Kindheit einige eher harmlose Krankheiten durchgemacht haben, damit er später auch besser mit schwereren Erkrankungen, zum Beispiel bakteriellen Infektionen, fertig werden kann. (Viele Kinderkrankheiten, zum Beispiel Masern, Mumps, Röteln und Keuchhusten, werden heute durch Impfungen bekämpft, weil sie zwar häufig, aber eben doch nicht immer harmlos verlaufen. Es wird aber mittlerweile ernsthaft diskutiert, ob diese an sich wünschenswerte, breitgestreute Impfung gegen Kinderkrankheiten nicht zu der rapiden Zunahme allergischer Erkrankungen im Kindesalter beiträgt.)

Sie können selbstverständlich davon ausgehen: Für ein Kind, daß Pseudo-Krupp-Anfälle bekommt, ist es sinnvoll, möglichst wenige Erkältungsinfekte zu haben. Sie sollten dann aber so behandelt werden, daß der Körper eine echte Chance hat, im Verlauf dieser Erkrankung sein Immunsystem zu trainieren. Deshalb sollten Sie als Eltern mehr über die Ursachen und den Verlauf von Erkältungsinfekten wissen als üblich.

Erkältungen sind Virus-Infektionen

Erkältungen werden immer durch Viren ausgelöst. Wer deshalb im Gespräch mit anderen bedeutungsvoll betont, daß der Arzt bei ihm einen »Virusinfekt« diagnostiziert hat, will damit vielleicht besonders wichtig erscheinen, er hat aber auch keine schlimmere Erkältung als alle anderen Menschen.

Obwohl das erste erkältungsauslösende Virus erst in

den fünfziger Jahren identifiziert wurde, können mittlerweile mehr als 150 verschiedene Arten voneinander unterschieden werden, die von den Medizinern in verschiedene Gruppen unterteilt wurden: So gibt es Enteroviren und Adenoviren, Parainfluenzaviren verschiedenen Tips, die Influenza A und B – die meist die echte Grippe hervorrufen. Vor allem sind es jedoch die Rhinoviren und die Coronaviren, bei Kindern aber außerdem sehr häufig sogenannte RS-Viren, die Erkältungen verursachen. Pseudo-Krupp-Anfälle treten besonders bei Infektionen durch Parainfluenza-, Influenza-, RS- und Adenoviren auf. Das ist der Grund, weshalb Ihr Kind zwar manchmal, aber nicht bei jeder Erkältung, einen Pseudo-Krupp-Anfall bekommt.

Ganz egal, welches Virus die jeweilige Erkältung auslöst – die normale Reaktion des Körpers darauf sind Schnupfen und Niesen, Halsschmerzen und Husten (und bei Ihrem Kind außerdem manchmal Pseudo-Krupp).

Verwunderlich ist eigentlich, weshalb so viele verschiedene Viren die völlig gleichen Beschwerden hervorrufen. Genauso verwunderlich ist aber auch, weshalb die meisten Erkältungskrankheiten nach einigen Tagen wieder von selbst verschwinden.

Beides läßt sich aber verblüffend einfach verstehen, wenn man die Erkältungskrankheit einmal nicht vom Standpunkt des Menschen, sondern »aus Sicht der Viren selbst« betrachtet: Offensichtlich bieten die oberen Atemwege des Menschen nämlich ideale Lebensbedingungen für diese Viren. Tatsächlich haben alle eben genannten Virusgruppen die Eigenschaft, am besten bei Temperaturen um 35 Grad zu überleben. Deshalb beschränken sie sich im wesentlichen auf die oberen Atemwege, wo es entsprechend kühl ist (beim kleinen Kind ist das eben auch der relativ hoch sitzende Kehlkopf), und wandern selten tiefer, wo eine höhere Körpertemperatur herrscht. Erhöhte Körpertemperatur und Fieber sind darum aber auch effektive Mittel der körpereigenen Abwehr und sollten nicht sofort gesenkt werden!

Weil sich die Viren aber nicht dauerhaft in der Nase oder im Hals ansiedeln können, sind sie gezwungen, öfter einmal ihren Aufenthaltsort zu wechseln: Das geschieht bei jedem Niesen und bei jedem Hustenstoß, wobei die Viren mit Geschwindigkeiten von bis zu 60 Stundenkilometern schnell und effektiv ihren Wirt wechseln können.

Je enger Menschen miteinander zusammenleben, um so eher haben die Viren auf diese Weise eine Chance, einen anderen Menschen zu erreichen: Das ist der Grund, weshalb Erkältungswellen vor allem zu Beginn der kühleren Jahreszeit auftreten, wenn die Menschen sich wieder zunehmend in Wohnungen und Häusern aufhalten (und wenn unvernünftiges Heizverhalten die Schleimhäute der Atemwege zusätzlich empfindlich macht).

Eine erkältete Person verbreitet wenigstens acht Tage lang Viren, manchmal auch mehr als zwei Wochen lang. Das passiert in den Tagen vor der Erkältung und in den Tagen nach der Erkältung, ohne daß man es weiß. Außerdem verbreiten sich Erkältungsviren durch Weitergabe: Kleinste Mengen von Nasensekret oder Hustenschleim an Händen, Taschentüchern und anderen Gegenständen können unzählige Viren zu demjenigen transportieren, dem die Hand gegeben wird oder der mit solchen Gegenständen in Berührung kommt. Besonders effektiv (aus der Sicht der Viren) geschieht das dann, wenn der Empfänger in den Augen reibt oder in der Nase bohrt – nicht etwa nur bei Kindern:

Beobachtungen haben ergeben, daß so etwas auch bei Erwachsenen vor allem in unbeobachteten Momenten zum weitverbreiteten Normalverhalten gehört.
Etwa drei Tage, nachdem man durch Anniesen oder Anhusten oder durch den direkten Transport per Berührung in Nase und Auge Kontakt mit den Viren bekommen hat, bricht die Erkältung aus – wenn man nicht gegen diese Viren immun ist!
Denn: Beim betroffenen Menschen besteht nach einer überstandenen Erkältung eine Immunität gegen das jeweils auslösende Virus – aber nur gegen diese eine Art, zum Beispiel gegen eines der wenigstens hundert Rhinoviren, aber nicht gegen alle anderen Rhinoviren. Das erklärt zum einen, weshalb sich manche Menschen innerhalb einer umlaufenden Erkältungswelle nicht anstecken: Sie sind gegen den entsprechenden Erreger, der zu dieser Zeit vorzugsweise die Erkältung hervorruft, immun. Vermutlich ist die zunehmende Immunität gegen immer mehr verschiedene Virusarten auch der Grund, weshalb alte Menschen, obwohl ihr Immunsystem oft nicht mehr ausreichend funktioniert, kaum noch einfache Erkältungen bekommen. Und umgekehrt liegt die Häufigkeit von Erkältungskrankheiten bei Kindern eben auch daran, daß sie noch gegen kaum eines der auslösenden Viren immun werden konnten.

Eine nicht vorschnell medikamentös unterdrückte Erkältung trainiert das Immunsystem

Ob jemand eine Erkältung bekommt oder nicht, hängt also von vielen verschiedenen Faktoren ab. Neben dem Lebensalter und der Immunität gegen einzelne Virenarten sind es vor allem die folgenden Bereiche, die eine Rolle spielen:

- Hat der Körper bei vorangegangenen Infektionen die Chance gehabt, sich damit natürlich und in Ruhe auseinanderzusetzen und damit sein Immunsystem zu trainieren? Oder wurden sehr oft fiebersenkende Mittel oder vorbeugend Antibiotika eingesetzt? Wurde Bettruhe zu früh abgebrochen? Kam es häufig zu bakteriellen Zusatzinfektionen, die dann Antibiotika nötig machten?

- Achtet man darauf, vor allem während der bekannten Erkältungsperioden, die Gefahr der Ansteckung möglichst gering zu halten? Oder hat man sehr viel wechselnde Kontakte mit vielen anderen Menschen?
- Wie ist die allgemeine Immunlage des jeweiligen Menschen? Kann er insgesamt Krankheiten gut abwehren und überstehen? Oder ist er gegen jede Infektion sehr anfällig? Dauern alle Erkrankungen sehr lange, zum Beispiel auch Hautentzündungen oder Magen- und Darminfekte?
- Wie steht es um die besondere Abwehrlage im Bereich der oberen Atemwege? Sind die Schleimhäute im Nasen- und Rachenraum gesund? Oder liegen hier chronische Erkrankungen, Verwachsungen oder Störungen vor? Besteht eine Hyperreaktivität des Bronchialsystems? Bestehen zusätzlich allergische Erkrankungen, zum Beispiel Heuschnupfen oder Asthma?
- Sind die Umweltbedingungen günstig – saubere, reizarme Luft? Oder wird zu Hause geraucht? Ist die Raumluft vor allem während der Herbst- und Wintermonate kühl und feucht genug? Wohnt man an einer stark befahrenen Straße oder in der Nähe von rauchenden Fabrikschornsteinen?

Sie sehen: Beim Entstehen von Erkältungskrankheiten greifen viele Dinge ineinander – Unvermeidbares und Vermeidbares. Wenn Sie Ihr Kind so weit wie möglich vor dem erneuten Auftreten von Pseudo-Krupp während einer Erkältungskrankheit schützen wollen, können Sie deshalb nicht nur eingleisig denken, sondern Sie müssen diese verschiedenen Aspekte berücksichtigen.

Der akute Erkältungsinfekt – richtige Behandlung kann Pseudo-Krupp-Anfälle verhindern oder abschwächen

Während der etwa drei Tage, die nach einer Ansteckung dem akuten Ausbruch einer Erkältung vorausgehen, vermehren sich die Viren. Der Organismus nimmt dies wahr und bereitet seine Abwehrreaktion vor.

Erwachsene bemerken eine beginnende Erkältung oft an leichtem Frösteln und an dem Gefühl, »etwas in den Knochen zu haben«. Sie fühlen sich schlapp und schalten in Beruf und Freizeit automatisch einen Gang zurück.

Kleine Kinder können dieses Gefühl natürlich noch nicht wahrnehmen oder es angemessen äußern. Trotzdem: Wer als Eltern aufmerksam ist, kann meist voraussehen, wenn bei den Kindern eine Erkältung im Anzug ist. Das Verhalten des Kindes ändert sich, oft recht deutlich. Ohne daß ein äußerer Grund dafür zu finden ist, wirkt das Kind müde und abgespannt. Es hat keinen rechten Spaß mehr am Spielen und wird schnell quengelig, nörgelig und reizbar. Was man ihm auch anbietet – es ist mit keinem Spiel und keiner Ablenkung zufriedenzustellen. Wenn es schon sprechen kann, klagt es manchmal über Bauchweh. Weil das oft die erste Frage ist, die Erwachsene stellen, wenn ein Kind sich unwohl fühlt – »Hast du Bauchweh?« –, fassen kleine Kinder oft jedes Unwohlsein als »Bauchweh« auf. Größere Kinder mit einer beginnenden Erkältung werden plötzlich sehr anhänglich und verhalten sich babyhaft. Oft wollen sie nicht in den Kindergarten, und selbst auf hartnäckiges Nachfragen können sie den Grund nicht nennen. Ärger haben sie dort jedenfalls nicht gehabt.

Viele Eltern reagieren auf derartiges unleidliches Verhalten des Kindes zuerst einmal mit Erziehungsmaßnahmen. Sie setzen das sehr anhänglich werdende Kleinkind trotzdem in den Laufstall, weil sie befürchten, daß es ihnen sonst in den nächsten Monaten gar nicht mehr vom Schoß weicht. Sie schicken aus dem gleichen Grund das größere Kind zum Spielen vor die Tür oder zum Kindergarten. Vor allem in der sogenannten Trotzphase spielt dabei auch die Vorstellung eine Rolle, daß man sich von einem Kind, das deutlich launisch ist, auf keinen Fall auf der Nase herumtanzen lassen dürfe.

Zumindest, wenn das Verhalten des Kindes durch eine beginnende Infektion verursacht wird, die kurze Zeit danach durch Schnüffeln, Niesen und Hüsteln erkennbar wird, handeln Eltern auf diese Weise falsch: Erstens werden sie damit keinen Erfolg haben. Zweitens wird der Verlauf der Erkrankung nur verschlimmert, denn Abgeschlagenheit, Unleidlichkeit, Müdigkeit und Reizbarkeit sind ja vor allem die ersten Anzeichen dafür, daß der Körper des Kindes alle Kräfte für die Abwehr einer Erkrankung mobilisiert: Für Spielen reicht die Lust nicht mehr. Allzuviel Reize, ob durch Spielzeug oder andere Kinder, stören nur. Ruhe durch Schlaf oder Gekuscheltwerden ist die Grundvoraussetzung, daß der kindliche Organismus seine Abwehrschlacht erfolgreich schlagen kann.

Sie können Ihrem Kind bei dieser natürlichen Reaktion auf einen beginnenden Erkältungsinfekt am besten helfen, wenn Sie die beschriebenen Signale frühzeitig wahrnehmen und nicht als Fehlverhalten deuten: Machen Sie Ihrem Kind keinen zusätzlichen Streß durch Anordnungen und Anregungen. Lassen Sie es zu seiner eigenen Ruhe finden. Lassen Sie es auch einmal unleidlich sein, ohne daraus ein Drama zu machen. Wahrscheinlich tragen Sie dadurch wesentlich dazu bei, daß Ihr Kind die kommende Erkältung besser, schneller und mit leichteren Symptomen überstehen kann - eventuell auch ohne Pseudo-Krupp.
An diesen ersten Tagen einer beginnenden Erkältung können Sie Ihrem Kind auch ein gut wirksames pflanzliches Mittel geben, das die Immunabwehr stärkt: Echinacea gibt es in verschiedenen Zubereitungsformen - vor allem als Tabletten und Tropfen - und von verschiedenen Firmen. Andere pflanzliche Mittel, zum Beispiel Esberitox oder Virubact, wirken ähnlich. Es gibt sie rezeptfrei in der Apotheke. Sie können aber auch vom Arzt verordnet werden.
Halten Sie sich unbedingt an die Anordnung im Beipackzettel, Echinacea und ähnliche immunstimulierende Präparate bei einer beginnenden Erkältung ziemlich hoch dosiert zu geben. Das verhindert nicht jede Erkältung, mildert aber ihren Verlauf ab. Dann, wenn die Erkältung richtig ausbricht, mit Schnupfen, Husten und Halsweh, dürfen Sie aber nur noch wenig Echinacea geben - auch dafür gibt es auf den Beipackzetteln Angaben. Falls Sie die hohe Anfangsdosierung weiter verwenden, kommt es zum umgekehrten Effekt: Die Immunabwehr schwächt sich ab, und das ist völlig unerwünscht. Das wissen auch viele Ärzte nicht. Fragen Sie bei also bei Ihrem Arzt nach, wenn er während ei-

ner voll ausgebrochenen Erkältung noch Echinacea oder ähnliche Präparate zur Immunstärkung verordnet!

Wenn die Erkältung bei Ihrem Kind ausgebrochen ist, wird es wahrscheinlich etwas erhöhte Körpertemperatur oder Fieber bekommen und sich jetzt deutlich matt und abgeschlagen fühlen. Sie wissen, daß eine erhöhte Körpertemperatur unmittelbar für die erkältungsauslösenden Viren eine sehr schlechte Lebensbedingung darstellt: Ihnen geht es bei Temperaturen über 37 Grad nicht mehr gut, sie können sich nicht mehr vermehren und sterben ab. Außerdem zeigen erhöhte Körpertemperatur und Fieber an, daß die Immunabwehr des Körpers in Gang gekommen ist.

Vermeiden Sie den Denkfehler vieler Eltern: Fieber ist keine Krankheit, sondern das Anzeichen für eine natürliche und damit gesunde Reaktion des Körpers! Sie sollten deshalb bei Körpertemperaturen Ihres Kindes unter 39 Grad auf keinen Fall Fieberzäpfchen – meist mit dem Wirkstoff Paracetamol – oder ähnliches geben. Der wesentliche Effekt einer solchen Anwendung ist doch, daß die Viren wieder bessere Lebensbedingungen haben, denn es wird kühler. Außerdem sollten Sie nicht unterschätzen, daß Fieber und Schmerzen auch zur Ruhigstellung Ihres Kindes beitragen. Nach der Anwendung eines Fieberzäpfchens erscheint Ihnen Ihr Kind zwar wahrscheinlich wieder viel munterer. Es geht ihm aber nur scheinbar besser: Gerade diese Munterkeit verführt es nämlich eventuell zu größerer Aktivität, die dann dem normalen Krankheitsverlauf wieder schadet.

Bei Körpertemperaturen über 39 Grad können Sie das Fieber Ihres Kindes allerdings etwas senken. Das erreichen Sie aber auch ohne Tabletten und Säfte, schnell, natürlich und kontrollierter durch kühle Wadenwickel: In kühles (nicht kaltes) Wasser getauchte und danach ausgewrungene Handtücher werden um die Waden des Kindes gewickelt; darum kommt ein trockenes großes Badetuch, damit das Bett nicht naß wird. Nach etwa einer halben Stunde können die Wickel gewechselt werden. Oft ist aber dann schon eine Senkung der Körpertemperatur unter 39 Grad erreicht – und das reicht.

Wenn Ihr Arzt Ihnen trotzdem für Ihr Kind Fieberzäpfchen verordnet, kann er dafür mehrere Gründe haben. Vielleicht haben ihn so viele Eltern bei erkälteten Kindern um die Verordnung von Fieberzäpfchen gebeten, daß er diesen Wunsch auch automatisch bei Ihnen annimmt: Sagen Sie ihm dann, daß Sie mit Fieber anders umgehen möchten als mit Zäpfchen. Oder er verordnet Ihnen die Zäpfchen tatsächlich nur für die Anwendung bei sehr hoher Körpertemperatur Ihres Kindes, zum Beispiel über 40 Grad, oder als Anwendung über die Nacht, wenn das Kontrollieren der Körpertemperatur und das Anlegen von Wadenwickeln für die Nachtruhe von Eltern und Kind mehr Störung als Nutzen bringt.

Fieber ist eine natürliche Reaktion des Immunsystems und sollte nicht sofort unterdrückt werden

Kinder mit Fieber schlafen oft auch tagsüber ausgiebig und viel. Dafür brauchen sie einerseits Ruhe, andererseits das Wissen, daß eine Betreuungsperson in der Nähe ist. Der beste Schlaf- und Betreuungsplatz für ein erkältetes Kind mit Fieber ist deshalb nicht unbedingt das Kinderzimmer, sondern – je nach dem Lebensrhythmus der Eltern und den Wohnverhältnissen – das Schlafzimmer der Eltern oder auch das Wohnzimmer.

Ein krankes Kind will und braucht sich nicht an den normalen Tagesablauf der Familie zu halten. Das gilt auch für das Essen bzw. die Mahlzeiten. Wer ein kran-

kes Kind zum Essen auffordert und animiert und ihm die leckersten Häppchen anbietet, damit es überhaupt etwas ißt, meint es wahrscheinlich besonders gut mit ihm. Richtig ist das trotzdem nicht. Wie Fieber und Schmerzen, können Sie auch Appetitlosigkeit als eine natürliche Reaktion auf Krankheit betrachten. Der Organismus braucht eventuell keine Nahrung. Er möchte nicht auch noch mit der Verdauung von möglicherweise belastender Nahrung beschäftigt sein. Es gibt sogar Hinweise darauf, daß eine Virusinfektion mit ein bis zwei Fastentagen viel besser überstanden wird als bei gleichbleibendem Eßverhalten. Daß man Fasten bei Kindern nicht unbedingt erzwingen sollte, ist klar. Wenn das Kind aber von sich aus auf dem Höhepunkt der Erkrankung nichts essen will, können Sie das unbesorgt akzeptieren. Wenn es etwas Appetit hat, sollten Sie ihm vor allem Obst und Gemüse anbieten – sie sind vitaminhaltig und leicht verdaulich. Ihr Kind braucht davon aber nur so viel zu essen, wie es will.
Wahrscheinlich hat Ihr Kind meist nur Durst. Tatsächlich ist es wichtig, heilsam und beschwerdelindernd zugleich, daß Ihr Kind sehr viel trinkt. Einerseits verliert es viel Flüssigkeit durch Schwitzen beim Fieber und durch den ständigen Schleimfluß in der Nase, im Hals und eventuell in den Bronchien. Andererseits hilft das Trinken unmittelbar gegen die kratzenden Halsbeschwerden und gegen Hustenreiz. Diese Beschwerden so gering wie möglich zu halten, ist aber besonders dann von Interesse, wenn das Kind zu Pseudo-Krupp-Anfällen neigt.
Halsschmerzen werden durch zu warme und zu trockene Luft im Zimmer verschlimmert. Was zur Vorbeugung von Pseudo-Krupp-Anfällen geeignet ist, hilft also auch ganz allgemein bei den Erkältungsbeschwerden:

Halten Sie die Zimmertemperatur bei Ihrem kranken Kind deutlich unter 18 Grad, und sorgen Sie durch Lüften oder Luftbefeuchtung für ausreichende Luftfeuchtigkeit.
Gegen Halsschmerzen gibt es im übrigen viele verschiedene bekannte Hausmittel. Verblüffenderweise sind nahezu alle wirksam und lindern Halsschmerzen, ob es sich nun um das Trinken von heißer Zitrone mit Honig handelt oder um warme Milch mit Honig, um das Gurgeln mit Salbeitee, mit Kamillentee, mit verdünntem Apfelessig oder frischem Heidelbeersaft. Genauso nützlich ist es, etwas zu lutschen – möglichst zuckerfreie Bonbons zum Beispiel, aber auch Halstabletten. Bei kleinen Kindern sollte man dabei allerdings sicher sein, daß sie sich beim Lutschen im Liegen nicht verschlucken und auf keinen Fall dabei wieder einschlafen!
Der Haupteffekt aller Maßnahmen gegen Halsschmerzen besteht im beständigen Anfeuchten der gereizten Schleimhaut, die ohne dieses Anfeuchten nicht nur weh tut, sondern auch einen ständigen überflüssigen Hustenreiz produziert. Gerade bei Kindern mit Pseudo-Krupp ist der natürlich völlig unerwünscht. Ein wesentlicher Nebeneffekt von Hausmitteln gegen Halsschmerzen besteht darin, daß solche Rezepte oft innerhalb der Familie weitergegeben werden und ein gewisses Vertrauen in die Wirksamkeit vorhanden ist. Das darf man auf keinen Fall als Einbildung abtun, denn Ihr Kind spürt, ob Sie selbst darauf vertrauen, daß das Trinken eines bestimmten Tees oder das Gurgeln damit hilft.
Auf keinen Fall sollten Sie menthol-, kampfer- oder pfefferminzhaltige Öle und Einreibungen bei Ihrem Kind verwenden. Sie können bei kleinen Kindern ei-

nen Atmungskrampf auslösen und sind deshalb schädlich, so nützlich ihre Anwendung bei Erwachsenen auch ist.
Der heftige Schnupfen, der während einer Erkältung fast immer auftritt, äußert sich im Niesen, im dauernden Fließen von hellem Nasensekret und darin, daß oft die Nasenschleimhaut so stark anschwillt, daß die Atmung durch die Nase unmöglich wird.
Wenn die Nase durch das Anschwellen der Nasenschleimhaut verstopft ist, atmet das Kind durch den Mund. Besonders bei Pseudo-Krupp-Kindern ist das unerwünscht, weil es zur Mundatmung, verstärkter Austrocknung der Schleimhäute der unteren Atemwege und damit zu einer Verstärkung von Halsweh und Husten kommt. Geben Sie Ihrem kleinen Kind aber auf keinen Fall schleimhautabschwellende Nasensprays oder Nasentropfen, wie sie für Erwachsene verordnet werden oder freiverkäuflich sind, und erst recht nicht über mehrere Tage. Diese Sprays führen nach kurzer Zeit zu dem entgegengesetzten Effekt: Die Nasenschleimhaut schwillt zusätzlich an. Gut wirksam und beliebig lang bei Kleinkindern (und auch bei Erwachsenen) gegen die Schleimhautanschwellung anzuwenden ist Kochsalzlösung. Kochsalzhaltige Nasensprays gibt es ebenfalls freiverkäuflich. Sie können auch vom Arzt verordnet werden. Genausogut können Sie auch einen Teelöffel Kochsalz mit einer Tasse Wasser verrühren und aufkochen, abkühlen lassen, in ein älteres, sauberes Sprühfläschen füllen und in die Nase sprühen (oder in der Apotheke isotonische Kochsalzlösung 0,9 Prozent kaufen).

Verwenden Sie keine schleimhautabschwellenden Nasensprays, sondern Kochsalzlösung

Das Fließen von Nasensekret ist als körpereigenes Mittel zur Bekämpfung der Erkältungsbeschwerden eher erwünscht. Es transportiert Viren von der Schleimhaut ab und sorgt dafür, daß die Schleimhaut unbeschädigt bleibt. Kinder schnüffeln sehr oft das Sekret hoch und verschlucken es dann: Auch wenn sich das unappetitlich anhört, sollten Sie es nicht unbedingt verhindern oder Ihr Kind, während es im Bett liegt, zum Benutzen eines Taschentuchs anhalten: Häufige Taschentuchbenutzung führt sehr schnell zu schmerzhaften Entzündungen am Naseneingang. Das Ausschnauben in ein Taschentuch trägt im übrigen eher dazu bei, daß dabei Nasensekret auch in die Nasennebenhöhlen gepreßt wird und dort für eine Verschlechterung der Beschwerden sorgt. Durch »Hochziehen« und Verschlucken aber kommt der Nasenschleim nicht in die Nasennebenhöhlen, und die Viren, die in ihm enthalten sind, haben im Magen wegen der Magensäure und der dort herrschenden Temperatur keine Überlebenschance.

Ein pflanzliches Mittel, das den Abfluß von Schleim aus der Nase fördert, damit Nasennebenhöhlenentzündungen verhindern kann und dessen Wirksamkeit nachgewiesen ist, ist im übrigen Sinupret*, hergestellt aus Extrakten von Gelbem Enzian, Schlüsselblume, Sauerampfer, Holunder und Eisenkraut.

Nasenschleim soll fließen und am besten verschluckt oder aber ausgeschnaubt werden. Dasselbe gilt für den Schleim, der sich im Rahmen einer Erkältung in Hals und Bronchien bildet. Auch er enthält Viren und abgestoßene Schleimhautzellen. Dieser Schleim sollte gelöst und abgehustet werden können. Deshalb sollte zwar der unproduktive Reizhusten im Hals durch die beschriebenen Halswehmittel bekämpft werden; hustendämpfende Mittel sind aber völlig falsch, wenn

* Sinupret ist rezeptfrei in Apotheken erhältlich. Es kann aber auch vom Arzt verordnet werden.

auch Bronchialschleim abgehustet werden muß: Sie tragen dazu bei, daß dieser infizierte Schleim in den Bronchien bleibt und sich eventuell sogar zusätzlich mit Bakterien infizieren kann. Außerdem wird er mit der Zeit immer zäher und kann so einen Pseudo-Krupp-Anfall hervorrufen oder verschlechtern. Was den Husten betrifft, können Sie den normalen Ablauf einer Erkältung deshalb am besten mit schleimlösenden Mitteln unterstützen. Viel trinken ist eines, das freiverkäufliche Mittel Sinupret ein anderes. Den hochgehusteten Schleim wird Ihr Kind normalerweise verschlucken. Weil das für Erwachsene zwar unappetitlich ist, aber dieser Schleim im Magen nichts anrichten kann, wäre es überflüssig, Ihr Kind dazu anzuhalten, ihn in ein Taschentuch zu spucken, wie es viele Erwachsene tun.

In den Tagen nach einem überstandenen Infekt wirkt Ihr Kind wahrscheinlich wieder meist aktiv und munter. Es ist aber trotzdem noch ruhebedürftig und wenig belastbar. Lassen Sie es weiter seine eigenen Aktivitätsgrenzen setzen, ruhen, wenn es will, sich zurückziehen, wenn es mag, noch nicht in den Kindergarten gehen, wenn es nicht will und das von Ihrem Tagesablauf her möglich ist. Mit einer angemessenen Genesungszeit tragen Sie dazu bei, daß Sie Ihr Kind danach wirklich wieder als gesund betrachten können.

Sie sehen vielleicht: Das, was ich hier beschreibe, ist eine ganz andere Sicht von Erkältung. Alles, was als Beschwerden oder Beeinträchtigungen oft sofort bekämpft, unterdrückt oder gar nicht wahrgenommen wird, wird hier als der natürliche Ablauf eines Virusinfekts der oberen Atemwege betrachtet.

Dabei sind die Beschwerden und Beeinträchtigungen oft geradezu hilfreich:

- Abgeschlagenheit, Müdigkeit und Unlust können schon Tage vor Ausbruch des Infekts für die nötige Ruhestellung sorgen,
- ebenso Schmerzen und Fieber,
- Fieber sorgt für das Abtöten der Viren und weist auf ein funktionierendes Immunsystem hin,
- Schnupfen sollte als Fließschnupfen gefördert werden, damit die Nase freibleiben kann,
- Husten trägt zum Abtransport von schädlichem Schleim und Viren bei,
- Abgeschlagenheit nach überstandener Krankheit sorgt für die nötige Erholungsphase.

Viele weitverbreitete Maßnahmen sind aus dieser Sicht eher schädlich: Anregung und Ablenkung, zu viel Essen, Fiebersenkung, Hustendämpfung, Nasentropfen.

Sie dürfen aber ziemlich sicher sein, daß ein solcher Umgang mit Erkältungen wirklich das Immuntraining vermittelt, das mit den gemeinhin banalen Erkältungsinfekten verbunden ist, und wahrscheinlich werden oft genug Pseudo-Krupp-Anfälle gar nicht auftreten oder nicht so schlimm verlaufen.

Trotzdem kann es natürlich sein, daß Ihr Kind zur Virusinfektion noch eine Infektion mit Bakterien bekommt: Wichtige Hinweise dafür bestehen darin, daß sich Hustenschleim und Nasensekret gelb verfärben, daß der Gesamtzustand sich nach einigen Tagen wieder deutlich verschlechtert oder daß ein bereits fieberfreies Kind erneut Fieber bekommt. Spätestens dann sollten Sie einen Arzt aufsuchen. Viele Kinderärzte werden bei diesem Zustand vorschlagen, Antibiotika einzunehmen, unter anderem auch deshalb, weil Pseudo-Krupp, wenn er von Bakterien ausgelöst wird, besonders schlimm verläuft. Vor allem naturheilkundlich orientierte Ärzte können aber dazu raten, auch eine bakterielle Infektion mit entsprechender Unterstützung in ähnlicher Weise durchzustehen, wie es eben für den banalen Erkältungsinfekt, der durch Viren ausgelöst wurde, beschrieben wurde: Das bedeutet dann weitere Bettruhe und unterstützende Medikamente. Entscheidungshilfen dafür, ob Sie sich an Ärzte mit besonderen Orientierungen wenden wollen oder nicht, finden Sie im Kapitel 7.

Ansteckungsmöglichkeiten vermeiden

Selbst ein einigermaßen gesundes und intaktes Immunsystem kann nicht alle Infekte abwehren, wenn es ständig und im Übermaß immer wieder mit möglichen Krankheitserregern konfrontiert wird.
Die Ansteckungswege und die Ansteckungsmöglichkeiten mit den vielen verschiedenen Erregern von Erkältungskrankheiten sind gut durchforscht. Normalerweise gelangen die Erreger durch Tröpfcheninfektion von einem Menschen zum anderen, manchmal auch über den Kontakt mit infizierten Gegenständen. Am häufigsten sind kleine Kinder krank: Sie sind Hauptüberträger der Erkältungsviren. Ein Beweis dafür ist auch die Tatsache, daß Eltern mit jüngeren Kindern deutlich mehr Erkältungen bekommen als andere Erwachsene, ebenso Erwachsene mit Berufen, in denen sie viel und eng mit kleineren Kindern zusammenkommen, zum Beispiel Kindergärtner/innen und Grundschullehrer/innen.
Für die Ansteckung mit Erkältungsviren und damit auch mit möglichen Pseudo-Krupp-Erregern gelten deshalb folgende Regeln:

- Je jünger ein Kind ist, desto eher steckt es sich an, denn sein Immunsystem ist noch nicht ausgereift, und es hat bisher nur sehr wenige Erkältungen durchgemacht.
- Je jünger ein Kind ist, desto häufiger ist es deshalb auch Überträger von Erkältungsviren.
- Die Gefahr, sich anzustecken, wächst mit der Zahl der Personen, mit denen man in Kontakt kommt. Sie ist um so größer, je mehr jüngere Kinder unter den Kontaktpersonen sind.
- Die Gefahr, sich anzustecken, ist um so größer, je enger der Kontakt mit anderen Personen ist. Sie steigert sich, wenn außerdem die Wahrscheinlichkeit besteht, daß infizierte Gegenstände berührt oder sogar in den Mund genommen werden können.

Man sollte sich deshalb deutlich klarmachen: Viele Verhaltensweisen, die heutzutage im Umgang mit Erwachsenen und Kindern verbreitet sind, erhöhen zwar vordergründig die Lebensqualität der Eltern und sind aus pädagogischer Sicht wahrscheinlich für viele Kinder gut und nützlich. Sie setzen aber die Ansteckungsgefahr mit Erkältungsviren ganz erheblich herauf und tragen sicher wesentlich zu dem Eindruck bei, daß Kinder heutzutage mehr und öfter erkältet sind als früher:

- Säuglinge und Kleinkinder hatten früher in den ersten Lebensjahren im allgemeinen nur im engeren Familienkreis häufigere Kontakte. Heute werden sie sehr früh und sehr oft selbstverständlich überallhin mitgenommen: zu Besuchen bei Freunden, Verwandten und Bekannten, zu Einkäufen in Supermärkten mit einer erheblich höheren Zahl von Kunden (und damit möglichen Kontaktpersonen mit Erkältungsviren) als in den Einzelhandelsläden von früher, zu Veranstaltungen und Treffen. Verstärkt wird das durch die grundsätzlich höhere Mobilität auch der Erwachsenen. Weil nahezu jeder ein Auto hat, machen auch Kurzbesuche selbst dann kein Problem mehr, wenn größere Entfernungen zu überbrücken sind.

- Im Gegensatz zu früher wird es heutzutage als wichtig und erzieherisch notwendig angesehen, daß Kinder sehr früh mit Gleichaltrigen in Kontakt kommen, und es werden dafür die notwendigen organisatorischen Voraussetzungen geschaffen, zum Beispiel durch Spiel- und Krabbelgruppen für Eltern und Kinder, schon in den ersten Lebensmonaten. Vor allem in einem Alter, in dem Spielzeug auch noch in den Mund genommen wird, werden hier neben den verschiedenen Möglichkeiten sozialer Verhaltensweisen auch Erkältungsviren sehr direkt und ausgesprochen wirksam ausgetauscht.
- Erheblich mehr Kinder als früher besuchen Kindergärten, die meisten von ihnen wenigstens zwei Jahre lang, mittlerweile deutlich mehr als 80 Prozent aller Kinder. Kindergartenbesuch wird heute fast selbstverständlich als Grundvoraussetzung für soziale Reife im Schulalter angesehen. Auch hier kommt es zu einem intensiven Austausch von Erkältungsviren. Vor allem in den Wintermonaten wird die volle Gruppenstärke einer Kindergartengruppe eigentlich nie erreicht, weil ständig etwa ein Viertel aller Kinder mit Erkältungskrankheiten fehlt. Kindergärtner/innen können auch gleichlautend von der Erfahrung berichten, daß manche Kinder, die offensichtlich schon krank sind, von den Eltern immer noch in den Kindergarten geschickt werden. Andere Kinder kommen nach einer Erkrankung schon wieder zum Kindergarten, obwohl sie spürbar noch nicht völlig gesundet sind.
- Früher organisierter Kontakt in Spielgruppen und

Kindergärten mit anderen Kindern führt auch zu einem vermehrten privaten Kontakt: Kindergeburtstagsfeiern waren früher allenfalls im Schulalter angesagt. Heute sind sie schon im Kleinkindalter und spätestens im Kindergartenalter weit verbreitet.

Zwischen dem, was man heutzutage als Eltern den Kindern an Erlebnissen, Erfahrungen und Kontakten bieten möchte, und dem, was unter dem Gesichtspunkt der Ansteckung wünschenswert ist, wird man sicher allenfalls einen Kompromiß finden.

Berücksichtigen Sie aber sehr genau: Ihr Kind hat Pseudo-Krupp-Anfälle. Es sollte möglichst wenig Erkältungen bekommen, weil bei jeder Erkältung Pseudo-Krupp auftreten kann und weil eine zu große Häufung von Erkältungsinfekten seine wahrscheinlich ohnehin nicht starke Immunabwehr zusätzlich schwächt und belastet. Dadurch drohen in späteren Lebensjahren chronische Erkrankungen, die Ihr Kind auch in seinen sozialen Möglichkeiten ganz erheblich beeinträchtigen können.

Entscheiden Sie sich deshalb im Zweifelsfall jetzt erst einmal für die körperliche Gesundheit Ihres Kindes, und seien Sie sicher: Falls das übrige Klima in der Familie stimmt, dann wird Ihr Kind keinen seelischen oder sozialen Schaden nehmen, wenn Sie mit ihm nicht unbedingt so früh wie möglich an einer Krabbelgruppe teilnehmen oder wenigstens die Teilnahme in den Wintermonaten unterbrechen. Es wird Ihrem Kind eher nützlich sein, wenn Sie statt des Besuchs im Kindertheater zu Hause mit ihm spielen und wenn Sie am Wochenende im Familienkreis die Freizeit verbringen, statt jeweils bei anderen Leuten zu Besuch zu sein. Sie können Termine und Kindergeburtstage ohne

Versuchen Sie, die Gefahr einer Ansteckung zu verringern, ohne das Kind zu isolieren

schlechtes Gewissen absagen, wenn Sie wissen, daß Ihr eigenes Kind sich nach einer Krankheit noch ein paar Tage erholen muß, oder wenn Sie wissen, daß offensichtlich erkältete andere Kinder daran teilnehmen werden. Der Gesundheit eines Kindes, das deutlich infektgefährdet ist, tun Sie einen großen Gefallen, wenn Sie es nur ein Jahr oder gar nicht in den Kindergarten schicken. Es wird wahrscheinlich trotzdem schulreif sein und mit gleichaltrigen anderen Kindern gut umgehen können.

Solche Entscheidungen verlangen von Ihnen wahrscheinlich einen Mehraufwand an Zeit. Es ist natürlich auch für Sie angenehm, am Wochenende einige Zeit mit erwachsenen Freunden ungestört sprechen und zusammensein zu können, während die Kinder mit anderen spielen. Der frühe Besuch des Kindergartens bedeutet für Sie ja eventuell die Möglichkeit, eigenen Interessen nachzugehen, wieder eine Arbeit aufzunehmen oder für andere, jüngere Kinder mehr Zeit zu haben. Gerade die Tatsache, daß Ihr Kind vielleicht nicht allzuhäufig Pseudo-Krupp-Anfälle hat, mag Sie auch zu der Haltung verführen: »Ganz so schlimm wird es schon nicht sein.«

Solche Entscheidungen erfordern auch Mut und Durchsetzungsvermögen. Denken Sie daran: Wie Sie sich entscheiden, ist Ihre Angelegenheit. Lassen Sie sich aber bei diesen Entscheidungen auf keinen Fall durch Meinungen und Einstellungen anderer beeinflussen! Denn: Wahrscheinlich sind Sie in Ihrem Freundes-, Bekannten- oder Nachbarkreis die einzigen, die einige Nächte mit einem Kind mit Pseudo-Krupp verbracht haben. Das sollte Erfahrungshintergrund genug sein, um sowohl gutgemeinte Einmischungen (»Meinst du nicht doch, daß es schön für das Kleine wäre, wenn es auch mal mehr mit anderen Kindern zusammen wäre?«) oder bösartige Unterstellungen (»So ein Theater wegen der Ansteckungsgefahr - hast du irgendein Berührungsproblem?«) selbstsicher abweisen zu können.

Die Immunabwehr unterstützen

Viele Zeitungsartikel, Fernsehsendungen und ähnliche Veröffentlichungen beschäftigen sich in den letzten Jahren mit dem Immunsystem und der Immunabwehr. Etliche von ihnen vermitteln den Eindruck, daß es - auf welche der verschiedenen vorgeschlagenen Weisen auch immer - möglich ist, das Immunsystem so zu stärken, daß es weit über das normale Maß hinaus fähig ist, Infektionen abzuwehren.
Diese Behauptung ist falsch. Ein normal funktionierendes Immunsystem kann genausowenig noch funktionierender gemacht werden, wie ein satter Mensch noch satter werden kann. Der Versuch einer übermäßigen Stärkung wirkt eventuell sogar paradox. Wer als Erwachsener glaubt, durch sportliche Höchstleistungen immer gesünder und gesünder werden zu können, muß sich durch Forschungsergebnisse eines Besseren belehren lassen. Hochleistungssport oder auch Langstreckenlauf führt immer zu einer (vorübergehenden) Senkung der Immunabwehr. Medikamente, die eigentlich die Immunabwehr unterstützen können, führen bei zu häufiger oder falscher Anwendung eher zu einer Schwächung. Sie wirken zwar verändernd auf das Immunsystem, in welcher Richtung sie es verändern, hängt aber von der Ausgangslage ab (daran vergleich-

bar dem Nikotin, dessen Wirkstoff abhängig von der Ausgangslage entweder beruhigend oder anregend wirkt).

Bei einer Immunschwäche ärztliche Beratung suchen!

Daß immunverändernde Mittel nicht immer so wirken, wie man es sich wünscht, und manchmal sogar ihre Wirkung ins Gegenteil verkehren, wird seit neuestem immer wieder betont. Das gilt insbesondere auch für weitverbreitete, freiverkäufliche pflanzliche Medikamente – wie zum Beispiel Echinacea und ähnliche Präparate, die bereits erwähnt wurden: Zu viele Menschen, die solche immunstimulierenden Medikamente langfristig und dauerhaft eingenommen haben, entdeckten nach einigen Jahren, daß sie nicht weniger, sondern mehr Infekte bekamen.
Sie sollten es deshalb Ihrem Kind *auf keinen Fall auf Dauer* und ohne Rücksprache mit Ihrem Arzt geben!
Grundsätzlich sollten Sie in einem Gespräch mit dem Arzt einmal abklären, ob es Hinweise dafür gibt, daß die Immunabwehr Ihres Kindes nicht ausreichend funktioniert: Dafür spricht jeder einzelne der folgenden Punkte, nämlich

- wenn das Kind mehr als acht Erkältungsinfekte pro Jahr hat,
- wenn es bei jedem Infekt ohne Ausnahme auch Pseudo-Krupp-Anfälle hat,
- wenn es außerdem häufig an Magen-Darm-Infekten leidet und
- wenn es Allergien, wie zum Beispiel Neurodermitis, Heuschnupfen oder Asthma, hat.

Der Arzt sollte bei Ihrem Kind in solchen Fällen vor allem versuchen festzustellen, ob es irgendwelche chronischen Entzündungen oder sonst irgendwelche Belastungen hat, die einer normalen Infektabwehr im Weg stehen und ausgeräumt werden können, zum Beispiel Nebenhöhlenentzündungen, chronisch entzündete Mandeln, Verwachsungen im Nasenbereich.

Begleitend dazu, oder wenn diese Untersuchungen zu keinem Ergebnis führen, können immunverändernde Mittel gegeben werden. Neben Echinacea kommen dafür auch Bakterienpräparate in Frage. Sie sind wahrscheinlich am wirksamsten, wenn die Einnahme mehrfach von einer Einnahmepause unterbrochen wird. Sprechen Sie deshalb in jedem Fall genau mit dem Arzt ab,

- wie lange und in welcher Dosierung das jeweilige Mittel eingenommen werden soll,
- wann und wie lange eine Einnahmepause erfolgen soll und
- was Sie tun sollen, wenn während der Einnahme ein neuer Infekt auftritt (vermutlich müssen Sie dann die Dosierung verringern).

Einen unmittelbaren Einfluß auf die Häufigkeit von Infektionen der Atemwege und auf die Überempfindlichkeit der Atemwege, wie sie häufig bei Pseudo-Krupp vorliegt, hat die regelmäßige Inhalation einer 0,9prozentigen Kochsalzlösung: Diese Inhalationen führen nachweislich dazu, daß es in den folgenden Jahren zu weniger Erkältungsinfekten kommt und daß die Empfindlichkeit gegen Reize abnimmt. Sie kann bei Kindern ab etwa zwei Jahren am besten mit einem Inhalationsgerät wie zum Beispiel dem Pariboy durchgeführt werden. Eine regelmäßige Anwendung von dreimal täglich fünf Minuten und eine intensive Reinigung des Geräts nach jeder Inhalation sind aber nötig. Manche Kinder führen diese Inhalationen selbstver-

ständlich, regelmäßig und ohne Widerstand durch. Andere sind dazu auch mit vielen guten Worten, Belohnungen und – bei älteren Kindern – Erklärungen nur mühsam davon zu überzeugen, so daß das teure Gerät nach kurzer Zeit in der Ecke liegt. Fragen Sie deshalb, ob Ihnen vielleicht eine Arztpraxis oder ein Sanitätshaus ein solches Inhalationsgerät auch leihweise zur Verfügung stellen kann, bevor über eine endgültige Anschaffung entschieden wird.
Selbst wenn Ihr Kind noch recht klein ist, sollten Sie sich außerdem einmal mit dem Arzt beraten, ob nicht eine Kur möglich ist, um seine Abwehrkräfte zu stärken. Solche Kuren gibt es auch mit elterlicher Begleitung. Während Ihrem Kind unmittelbar die heilenden und vorsorgenden Effekte der Kurbehandlung zugute kommen, können Sie vielleicht lernen, wie Sie sich selbst in Zukunft besser um die Gesundheit Ihres Kindes und der gesamten Familie kümmern können.
Leider steht die Infektionsvorbeugung durch eine Behandlung von nachgewiesenen oder offensichtlichen Immunschwächen normalerweise nicht unbedingt im Mittelpunkt des üblichen ärztlichen oder kinderärztlichen Handelns. Wenn Sie bei Ihrem Arzt bei Ihren Nachfragen nur auf freundliches Desinteresse oder sogar auf Unkenntnis stoßen (»pflanzliche Immunpräparate können Sie dem Kind unbedenklich geben, die sind ja deshalb auch nicht verschreibungspflichtig«), dann wäre es sicher nicht falsch, sich in Ihrer Gegend einmal nach einem Arzt umzuschauen, der sich schwerpunktmäßig mit Naturheilmethoden befaßt. Außerdem gibt es zunehmend das Angebot weiterer alternativer Behandlungsverfahren, die außerhalb der schulmedizinisch anerkannten Methoden immunstützende und beeinflussende Maßnahmen und Mittel be-

reithalten. Die Homöopathie ist das bekannteste unter ihnen.
Nicht alle alternativen Methoden sind aber seriös und ernst zu nehmen. Über die Auswahlkriterien bei alternativen Behandlungsmethoden lesen Sie deshalb mehr im Kapitel 7.

Immunschwächende Einflüsse vermeiden

Hat Ihr Kind häufig Pseudo-Krupp-Anfälle ohne Erkältungsinfekte – spasmodische Pseudo-Krupp-Anfälle also? Dafür sind vermutlich Luftschadstoffe im Zusammenwirken mit der Überempfindlichkeit des Bronchialsystems verantwortlich. Immunstärkende Mittel haben hierauf keinen Einfluß! Und auch, wenn Ihr Kind höchstens vier bis fünf Erkältungsinfekte im Jahr hat, hat es vermutlich eine normal funktionierende Immunabwehr, selbst wenn es bei den meisten dieser Erkältungsinfekte zu einem Pseudo-Krupp-Anfall kommt.
Trotzdem: Spasmodischer Pseudo-Krupp ist besonders häufig eine Vorläuferkrankheit von Asthma, Pseudo-Krupp verschlimmert einen normalen Erkältungsinfekt. Gerade wegen dieser Pseudo-Krupp-Anfälle ist es für Ihr Kind besonders wichtig, daß die möglicherweise noch funktionierende Immunabwehr aufrechterhalten bleibt.
Es gibt einige wichtige Bereiche, auf die Sie achten sollten, um eine langsame Schwächung des Immunsystems zu vermeiden. So kann man nachweisen: Streß, Überbelastung, Überreizung und Disharmonie führen dazu, daß jeder Körper, ob bei Kindern oder Erwachsenen, mit Belastungen und Ansteckungen schlechter umgehen kann. Können aber auch kleinere Kinder schon gestreßt, überbelastet und überreizt sein? Mit Si-

cherheit ja – und deshalb zielen die genannten Vorschläge zum Vermeiden von vielen Ansteckungsmöglichkeiten allesamt auch in die Richtung, seelische Anspannung vom Kind fernzuhalten und damit ein funktionierendes Immunsystem aufrechtzuerhalten.

Je kleiner ein Kind ist, desto mehr braucht es eigentlich nur wenige, feste Kontakte. Zwei oder drei Lieblingsspielzeuge können für ein Kind wichtiger, anregender und gleichzeitig beruhigender und stabilisierender sein als ein Kinderzimmer voller Spielsachen, selbst wenn jedes einzelne von ihnen pädagogisch wertvoll ist. Vorlesen von Bilderbüchern und gemeinsames Spielen mit den Eltern schafft sicher mehr Gemeinsamkeit, Ruhe und Entspannung, als es in Spielgruppen oder mit ständig wechselnden Spielkameraden möglich ist.

Ein geregeltes Umfeld schafft psychische Stabilität

Ein durchschaubarer Ablauf von Tag und Woche schafft für Kinder Ruhe und Sicherheit. Sorgen Sie dafür, daß Sie noch den Zeitplan beherrschen, der Ihr Leben und das Leben Ihres Kindes bestimmt, und lassen Sie sich nicht zum Spielball äußerer Interessen machen.

Viel Bewegung des ganzen Körpers, möglichst an frischer Luft, stabilisiert ebenfalls die Immunabwehr. Kinder bewegen sich aber im allgemeinen viel zu wenig. Das erzwungene Stillsitzen beim Essen aus vergangenen Zeiten wurde in den letzten Jahrzehnten abgelöst durch oft tägliches und manchmal vielstündiges Sitzen im Auto oder vor dem Fernseher. Sie tun nicht nur Ihrem Kind, sondern auch sich selbst etwas Gutes, wenn Sie täglich mit ihm wenigstens eine Stunde draußen verbringen, möglichst auf Grünflächen oder in Parks abseits von dichtem Verkehr.

Besonders die Abwehr von Erkältungskrankheiten wird

dadurch unterstützt, daß sich der Organismus daran gewöhnt, mit wechselnden Kälte- und Wärmereizen gut umzugehen. Deshalb sollten Sie in den verschiedenen Zimmern Ihrer Wohnung oder Ihres Hauses deutlich unterschiedliche Temperaturen haben. Hausflure müssen eigentlich nicht beheizt sein, Schlafzimmer und Kinderzimmer können bei Nacht, außer bei Dauerfrost, unbeheizt bleiben.

An wechselnde Kälte- und Wärmereize gewöhnen kann sich Ihr Kind auch, wenn es möglichst bei jedem Wind und Wetter draußen ist. Es ist, vom Standpunkt der Gesundheit her, völlig widersinnig, wenn Kinder an Regen- oder Frosttagen mittlerweile fast automatisch mit dem Auto zum Kindergarten oder zur Schule gebracht werden. Mit Regenschutzkleidung und warm angezogen sind solche Wege – wie überhaupt alle Wege – viel gesünder zu Fuß oder mit dem Fahrrad durchzuführen. Auch an Wochenenden oder am frühen Abend kann aber ein gemeinsamer Regen-, Wind- oder Frostspaziergang für Eltern und Kinder gleichermaßen ein Erlebnis sein.

Aufenthalt und Bewegung im Wasser tut den Kindern aus ähnlichen Gründen gut. Die früher üblichen 21 Grad Wassertemperatur in Hallenbädern oder noch niedrigere Temperaturen in unbeheizten Freibädern wären wegen des Kältereizes sicher noch günstiger als die heute üblichen 26–27 Grad.

Gehen Sie deshalb mit Ihrem Kind so oft wie möglich zum Spielen und Plantschen, und lassen Sie es möglichst früh schwimmen lernen! Vorsichtig müssen Sie allerdings sein, wenn Ihr Kind auf den Chlorgeruch in manchen Hallenbädern mit Husten oder gar Atemnot reagiert.

Im übrigen ist eine funktionierendes stabiles Immunsystem auf eine dauerhafte richtige Versorgung mit Vitaminen und Mineralstoffen angewiesen, und es kann durch schädliche Nahrungsbestandteile angegriffen und geschwächt werden. Mehr und mehr setzt sich die Ansicht durch, daß es trotz der Überfülle von Lebensmitteln, die es bei uns zu kaufen gibt, bei den meisten Menschen zu einer Mangelernährung kommt, die dauerhaft die Abwehrkräfte schwächt: Einerseits zerstören viele Konservierungsmethoden einen wesentlichen Teil der Vitamine und Mineralstoffe in Lebensmitteln. Andererseits ist durch die intensive Nutzung der Böden selbst bei frischen Nahrungsmitteln der Gehalt an Vitaminen und Mineralien nicht mehr so hoch, wie er in älteren Forschungen bestimmt wurde und seitdem in vielen Tabellen ohne neue Prüfungen wiederholt wird. Konservierungsstoffe oder Nahrungsmittelzusatzstoffe, Farbstoffe und Geschmacksverstärker können in ihren langfristigen Wirkungen auf den menschlichen Organismus genausowenig kontrolliert werden wie der Einfluß von Schädlingsbekämpfungsmitteln bei der Herstellung von Obst und Gemüse und der Einsatz von Medikamenten bei Tierprodukten. Als einen ungewollten Großversuch, der den Einfluß der Ernährung auf die Gesundheit von Menschen aufzeigt, kann man die Teilung Deutschlands betrachten: Untersuchungen in den Jahren nach der Wende zeigten, daß es in den neuen deutschen Ländern erheblich weniger allergische Erkrankungen wie Heuschnupfen, Asthma und Neurodermitis gab – dafür können eigentlich nur ernährungsbedingte Faktoren die Ursache sein, unter anderem das Fehlen von Produkten aus allen Teilen der Welt, das Überwiegen von heimischen Produkten und die notge-

Viel frische Luft bei jedem Wetter und richtige Ernährung unterstützen das Immunsystem

borene verbreitete Selbstversorgung aus Eigenanbau. (Ebenfalls zeigte sich allerdings in den Industriegebieten der neuen deutschen Länder, die mit einer noch erheblich höheren Luftverschmutzung als in den alten Ländern zu tun hatten, daß dort deutlich mehr Atemwegserkrankungen wie chronische Bronchitis, Pseudo-Krupp und nichtallergisches Asthma auftraten.)
Seit vielen Jahren gibt es aber ein Konzept zur gesunden Ernährung, das sich immer mehr durchsetzt und auch Ihrem Kind und Ihnen selbst eine entscheidende Hilfe geben kann, angeschlagene Gesundheit wiederherzustellen und zu erhalten: die Vollwerternährung, in Deutschland vor allem propagiert durch den Arzt Dr. Bruker. Vollwerternährung ist ein durchdachtes und logisches Konzept. Sie ist keine Diät und schmeckt Erwachsenen und Kindern ausgesprochen gut. Der Grundgedanke von Vollwerternährung besteht darin, daß der Körper die Nahrungsmittel am besten verarbeiten kann, wenn sie naturbelassen sind und möglichst viel Ballaststoffe enthalten. Weißmehl und Zucker fallen bei dieser Ernährungsweise völlig weg. Vollkornmehl, bei dem neben dem reinen Mehl auch die anderen Bestandteile des Korns erhalten bleiben, und Süßmittel wie Honig und Rübensirup sind bessere Alternativen. Rohe, frische Kost in Form von Gemüse und Obst spielen eine wichtige Rolle, ebenso Getreideprodukte. Milch und Milchprodukte haben bei der Vollwerternährung keinen so hohen Stellenwert, sie sind aber, genauso wie Fleisch, durchaus nicht verboten.
Über Vollwerternährung gibt es mittlerweile eine Fülle von Büchern, grundlegende Informationen und Kochbücher, auch unter Berücksichtigung möglicher Nahrungsmittelallergien. Besorgen Sie sich, am besten zuerst aus der Leihbücherei, wesentliche Informationen

über die Vollwerternährung, und probieren Sie es aus! Es gibt nahezu niemanden, der nicht bei sich selbst und seinen Kindern bei einer konsequenten Umstellung auf Vollwerternährung nach einigen Monaten deutliche Besserungen im Gesundheitszustand registrieren kann. Wenn es bei Ihnen finanziell möglich ist, sollten Sie dabei vor allem Produkten aus ökologisch kontrolliertem Anbau ohne Farb- und Konservierungsstoffe den Vorzug geben. Man kann sie vor allem in den sogenannten »Bioläden« und im Reformhaus bekommen. Sie sind leider deutlich teurer als herkömmliche Lebensmittel – mit ziemlicher Sicherheit aber auch sehr viel gesünder.

Zusammenfassung

Erkältungen sind Virusinfekte, die durch Ansteckung übertragen werden, meist durch Tröpfcheninfektion. Weil bei kleineren Kindern das Immunsystem noch nicht ausgereift und trainiert ist, sind bei ihnen fünf bis acht Infekte pro Jahr durchaus normal.

Beginnende Erkältungen bei Kindern können meist an bestimmten Verhaltensänderungen erkannt werden. Fieber, Schmerz, Abgeschlagenheit und Appetitlosigkeit während einer Erkältung können als natürliche Reaktionen auf den Virusinfekt betrachtet werden. Sie müssen deshalb meist nicht bekämpft werden. Ausreichende Bettruhe ermöglicht dem kindlichen Organismus oft, selbst mit der Krankheit fertigzuwerden und dadurch auch seine Immunabwehr zu trainieren. Eine gezielte Linderung von Schnupfen, Husten und Halsweh – meist durch Hausmittel – kann dazu beitragen, daß Pseudo-Krupp-Anfälle weniger auftreten oder nicht so schlimm verlaufen.

Möglichst wenig Erkältungen bekommt ein Kind, wenn viele Ansteckungsmöglichkeiten vermieden werden. Immunstärkende Medikamente sind nur bei erkennbarer Immunschwäche nötig. Sie sollten unbedingt nur in Absprache mit dem Arzt angewendet werden, denn auch pflanzliche immunverändernde Mittel können bei falscher Anwendung eher Schaden als Nutzen anrichten. Immunschwächende Einflüsse kann man vor allem dann vermeiden, wenn man darauf achtet, daß das Kind nicht überbelastet und nicht überreizt wird und daß es sich viel an frischer Luft bewegt. Schadstoffarme Vollwerternährung bietet die beste Gewähr für eine natürliche Versorgung mit Vitaminen, Mineralien und Ballaststoffen.

Schadstoffe erkennen und vermeiden

Immer wieder einmal gibt es Zusammenhänge, die für jedermann offensichtlich sind, einsichtig und einleuchtend – und trotzdem gelingt es jahre- und jahrzehntelang nicht, sie mit den Methoden der modernen Wissenschaft so nachzuweisen, daß sich alle über die Ergebnisse einig werden können.

Erst Mitte der sechziger Jahre war es zum Beispiel möglich, durch Langzeitversuche mit Mäusen den endgültigen Nachweis dafür zu erbringen, daß Rauchen Krebs erzeugt und auch in anderen Bereichen der Gesundheit dem Raucher unmittelbar schadet. Natürlich gab es genügend Menschen, die das auch vorher schon aufgrund einer Vielzahl von Erfahrungen wußten und mit Sicherheit behaupteten. Der endgültige Beweis aber fehlte. In ähnlicher Weise kann man sich heute sicher sein, daß auch das Passivrauchen schadet – also das Einatmen von Rauch, ohne daß man selbst zur Zigarette greift. Richtig und allen wissenschaftlichen Kriterien standhaltend ist diese Vermutung nur für Kinder bewiesen: Kinder mit rauchenden Eltern haben mehr und häufiger Atemwegserkrankungen, ganz besonders auch Pseudo-Krupp. Für Erwachsene aber gilt: Es gibt noch immer Leute, die behaupten, keine Untersuchung habe wirklich stichhaltig nachweisen können,

daß Passivrauchen der Gesundheit des Nichtrauchers schadet.
Daß Forscher vergleichbare Ergebnisse auch unterschiedlich interpretieren oder die erstellten Forschungsergebnisse gegenseitig nicht anerkennen, ist gut zu verfolgen an der schon Jahre währenden Diskussion um den Zahnfüllstoff Amalgam. So bleibt die Bundeszahnärztekammer 1996 weiter bei der Meinung, daß Amalgam unschädlich oder auf keinen Fall schädlicher sei als andere Zahnfüllungen. Allerdings wurden schon ein paar Jahre vorher die Behandlungsempfehlungen vorsorglich dahingehend geändert, daß Amalgam bei Kindern, bei Schwangeren oder sonstwie empfindlicheren Personen möglichst nicht mehr verwendet werden sollte.
Ein weiteres Beispiel: Seit Beginn der neunziger Jahre wurde immer offensichtlicher, daß mit hoher Wahrscheinlichkeit ein Zusammenhang bestehen mußte zwischen dem Auftreten des sogenannten Rinderwahnsinns, vor allem in Großbritannien, und der Creutzfeld-Jacob-Krankheit, die vorher schon bekannt war und bei Menschen zu raschem Tod bei nahezu völligem Hirnverfall führt. Aber noch jahrelang konnte britisches Rindfleisch weiterhin exportiert werden, denn die endgültigen Beweise dafür, daß der Verzehr von Fleisch von erkrankten Rindern diese Krankheit auch auf Menschen überträgt, fehlte. Die Hinweise mußten sich erst dramatisch verdichten, bis Anfang 1996 doch Konsequenzen gezogen wurden. Aber weiterhin gibt es Menschen, die behaupten: Richtig bewiesen ist der Zusammenhang nicht.
Solche Beispiele lassen sich um vieles ergänzen. Manchmal spürt man deutlich: Es fehlt selbst beim starken Verdacht auf eine Gesundheitsgefährdung der

Wille zum Handeln, solange politische Interessen oder auch Standesinteressen ausschlaggebend sind. Bis zum völligen Beweis bleibt oft alles beim alten.

Manchmal geht es aber auch um ganz banale Dinge, die offensichtlich, aber nicht richtig nachzuweisen sind: Es gibt keine stichhaltigen Untersuchungen darüber, weshalb eine »Erkältung«, die ja eigentlich ein Virusinfekt ist, eben doch so oft nach deutlicher Unterkühlung, Zugluft und nach dem Spielen in feuchter Kleidung auftritt. Entgegen jeder weitverbreiteten Erfahrung gibt es deshalb forschende Mediziner, die behaupten, daß es sich bei dieser Behauptung um ständig weitergegebene falsche Beobachtungen handelt, um Ideen, die »wie Fossilien im Urgestein ... in den Köpfen der Menschen« weiterleben. Nur: Auch Kinderärztinnen und Kinderärzte haben eigene Kinder. Sie achten auch bei ihren eigenen Kindern selbstverständlich darauf, daß sie nicht lange in feuchter Kleidung spielen oder sich in Zugluft aufhalten – trotz des Wissens, daß das Einnisten von Viren in den oberen Atemwegen eigentlich nicht vom Spielverhalten ihres Wirts abhängig sein kann.

Auch Ärzte sehen also selbstverständlich den Unterschied zwischen ihren eigenen Beobachtungen und dem, was mit wissenschaftlich gültigen Kriterien zu beweisen ist. Viele Kinderärzte betonen deshalb auch immer wieder deutlich ihre erhebliche Verwunderung über die Ergebnisse der Forschungen über den Zusammenhang von Pseudo-Krupp-Anfällen und Luftverschmutzung: »Das habe ich anders erwartet!«

Zwischen dem Grad der Luftverschmutzung und der Häufigkeit von Atemwegserkrankungen gibt es deutliche Zusammenhänge

Denn: Praxiserfahrung und völlig Offensichtlichkeit ließen sie vor Jahren mit Sicherheit annehmen, daß zwischen dem Auftreten von Pseudo-Krupp-Anfällen und den Schadstoffanteilen in der Luft deutliche Zusammenhänge bestehen müssen. Kinderarztpraxen sind immer dann mit Pseudo-Krupp-Kindern gefüllt, wenn es wenige Tage zuvor zu einer hohen Schadstoffkonzentration der Luft gekommen ist, vor allem mit Fällen von spasmodischem Pseudo-Krupp, dem Krupphusten ohne Erkältung. Der Nachweis von solchen Zusammenhängen ist aber weder so recht in Duisburg noch in Bitterfeld gelungen, also in Städten, die in den achtziger Jahren bzw. vor der deutschen Einheit für hohe Schadstoffbelastungen der Luft bekannt waren. (Sie sind auch bis heute sicher nicht zu heilklimatischen Orten geworden, obwohl viele Politiker den deutlichen Rückgang mancher Schadstoffkonzentrationen betonen.) Andere Studien, die solche Zusammenhänge wiederum zu beweisen schienen, werden angezweifelt: Sie würden nicht wissenschaftlichen Kriterien wie Objektivität, Wiederholbarkeit und Vergleichbarkeit entsprechen.

Auch hier darf man meiner Ansicht nach ruhig etwas mehr dem gesunden Menschenverstand vertrauen: Wenn eine Pseudo-Krupp-Initiative in Freiburg einen nahegelegenen Berg erfolgreich dazu nutzen kann, um bei hoher Schadstoffbelastung im Talkessel Kinder dort weitgehend anfallsfrei zu betreuen, dann lassen sich diese Erfahrungen sicher nicht in wissenschaftlich gültige Untersuchungen packen, aber es stecken bestimmt auch mehr als nur psychologische Mechanismen dahinter. Bei Kindern mit häufigem spasmodischem Pseudo-Krupp kommt es nach einem Umzug aus verkehrsreichen Gebieten in sauberere, unbelastete Luft relativ oft zu deutlichen Besserungen. Auch hier bestimmt nicht allein das Prinzip Hoffnung den Erfolg.

Das läßt sich daraus schließen, daß zum Beispiel bei asthmatischen Kindern ein Umzug durchaus nicht so deutliche Heilungen bringt, weil beim Asthma auch allergische Ursachen eine bedeutende Rolle spielen, die allein durch ein Vermeiden schadstoffbelasteter Luft nicht unbedingt ausgeschaltet sind.
Und schließlich: Auch Ärzte haben vereinzelt kranke Kinder, und – wissenschaftlicher Beweis hin und her – sie achten auch bei ihren eigenen Kindern darauf, daß sie nicht unbedingt die Luft an verkehrsreichen Straßen einatmen und in der Nähe von Industrieanlagen mit starkem Rauchausstoß spielen müssen.
Ein Kinderarzt, mit dem ich bei der Erarbeitung an diesem Buch sprach, machte im übrigen ein interessantes Rückzugsgefecht: Er sei wirklich verblüfft darüber, daß sich der Zusammenhang zwischen Pseudo-Krupp und den Luftschadstoffen nicht beweisen lasse, meinte er, denn das habe er sicher vermutet. Er habe deshalb aber seine Sicht geändert: Jetzt würde er mehr und mehr vermuten, daß besonders die Innenraumschadstoffe als Auslöser von Pseudo-Krupp in Betracht kommen.
Nun – bis hierfür ein als wissenschaftlich gültig anzusehender Beweis geführt werden kann, werden wieder etliche Jahre vergehen. Bei der Vielzahl möglicher Schadstoffe in Innenräumen wird das sicher noch schwieriger werden als bei der überschaubareren Anzahl von Stoffen, die in der Außenluft in Frage kommen.
Für Sie als Eltern eines Kindes mit Pseudo-Krupp-Anfällen ist aber wichtig: Die Diskussion über Schadstoffe in der Luft als Auslöser von Pseudo-Krupp hat sich erweitert. Sie sollten deshalb wissen, welche Schadstoffe aufgrund der Erfahrungswerte von Eltern und Ärzten wei-

terhin oder erst seit neuerem in Verdacht stehen, zur Häufigkeit und zur Intensität von Pseudo-Krupp-Anfällen beizutragen. Außerdem sollten Sie erfahren, welche kritischen Fragen zu stellen sind, wenn über die gemessenen Schadstoffwerte allzu beruhigend berichtet wird. Nur dann können Sie entscheiden, wo und wie Sie im Rahmen Ihrer persönlichen Möglichkeiten mit Ihrem Kind diesen Schadstoffen ausweichen oder sie vermeiden können.

Schadstoffe in der Außenluft

Schadstoffe in der Außenluft entstehen vor allem bei der Verbrennung von Erdöl, Kohle, Erdgas und anderen Materialien – den sogenannten fossilen Brennstoffen. Brände hat es auf der Erde schon immer gegeben, auch bevor der Mensch das Feuer erfunden hat. Damit nicht vergleichbar ist aber das heutige Ausmaß an Verbrennung und damit an Schadstoffen in der Außenluft. Es wird – in dieser Menge erst seit wenigen Jahrzehnten – verursacht durch Kraftwerke, durch die Industrie, durch die privaten Haushalte und kleinere Gewerbebetriebe, aber in großem Maß auch durch den Individualverkehr.

Von den Schadstoffen, die als Folgen des heutigen Industrialisierungsgrads anzusehen sind, sind die folgenden vier in besonderem Ausmaß langfristig und kurzfristig schädlich für die Atemwege:

- Schwefeldioxid (SO_2) – ein Reizgas, das vor allem in Industrie und Haushalt entsteht,
- Stickstoffdioxid (NO_2) – ein giftiges Gas, das hauptsächlich durch das heutige Ausmaß des Individualver-

kehrs entsteht, aber ebenfalls in Industrie und Haushalt,
- Kohlenmonoxid, ebenfalls ein Gift, dessen Hauptverursacher der Verkehr ist,
- und Ozon, das bei starker Sonneneinstrahlung durch das Sonnenlicht besonders dann gebildet wird, wenn die Luft Stickstoffoxide und Kohlenwasserstoffe enthält, also bei hohem Verkehrsaufkommen.

Daneben gibt es *unzählige weitere verunreinigende Bestandteile* in der Luft: kleinste Mengen Gase, Schwebstoffteilchen, Schwermetalle wie Blei und Cadmium, organische Substanzen wie Benzol. Die jeweilige Menge von Schadstoffen in der Außenluft an einem bestimmten Ort ist von vielen Faktoren abhängig, unter anderem
- vom jeweiligen Ausstoß der Schadstoffe in Industriebetrieben,
- von dem jeweiligen Ausmaß des Verkehrs,
- von der Tageszeit,
- von der Witterung, der Windgeschwindigkeit und der Wetterentwicklung,
- von der Temperatur und der Temperaturentwicklung,
- von der Sonneneinstrahlung,
- von der Höhe des Orts über dem Meeresspiegel.

Der negative Einfluß von Luftschadstoffen auf die Gesundheit von Menschen war in klassischen Industriegebieten schon vor Jahrzehnten teilweise so offensichtlich, daß mittlerweile auf diesem Gebiet auch gehandelt wurde und gesetzliche Regelungen geschaffen wurden, mit denen früher übliche schlimmste Luftverschmutzungen eingeschränkt werden: Sowohl die Entschwefelung und Entstickung von Rauchgasen in Kraftwerken wie auch die Bestimmungen, Neuwagen nur noch mit Katalysator zuzulassen und die Verwendung bleihaltigen Benzins nahezu völlig einzuschränken, haben dazu beigetragen, daß die Luft teilweise wieder sauberer geworden ist, als es in den siebziger und achtziger Jahren der Fall war. Ständige Messungen bestimmter Luftschadstoffe und Messungen des Ozongehalts der Luft dienen dazu, bei entsprechender Wetterlage Smogwarnungen zu geben und im Sommer Hinweise zu geben, ab wann der Aufenthalt im Freien gesundheitsschädigend sein kann.

Weshalb man Schadstoffangaben und Richtwerte kritisch sehen sollte

Die Meinung von sehr vielen Menschen mit Atemwegserkrankungen, und damit auch die Ansicht von vielen Eltern mit Pseudo-Krupp-Kindern, lautet allerdings:

Die jetzigen gesetzlichen Regelungen sind nicht ausreichend. Vor allem die Festlegungen, ab wann bestimmte Schadstoffwerte als gesundheitlich bedenklich oder als unmittelbar schädigend angesehen werden, müssen äußerst kritisch betrachtet werden. Diese Werte berücksichtigen allenfalls den Zustand von Menschen, die von vornherein eine Topkondition haben. Weil sie zu hoch angesetzt werden, sind deshalb die Anforderungen zur Reinhaltung der Luft durchaus noch nicht ausreichend für den gesundheitlichen Schutz weiter Teile der Bevölkerung.

Für diese Ansicht gibt es gute Gründe:

Zunächst einmal wirken die Luftschadstoffe auf Menschen mit Atemwegserkrankungen sicher nicht als Einzelsubstanzen, sondern in ihrer Gesamtheit: Der Zusammenhang zwischen einer Erkrankung und den Schadstoffwerten am jeweiligen Ort kann also nicht unbedingt bewiesen oder ausgeschlossen werden, wenn hier nur eine einzige Substanz, zum Beispiel die Schwefeldioxidwerte, gemessen wird. Und so wünschenswert und begrüßenswert also die in den letzten Jahren erreichte Reduktion von Schwefeldioxid und Stickoxiden ist – es bleibt die Skepsis, daß die bestehenden Mengen im Zusammenwirken mit den anderen Bestandteilen, vor allem den Schwermetallen und den Feinstäuben, sicher weiterhin nicht unbedenklich sind.

Im übrigen hängen die gemessenen Schadstoffbelastungen natürlich von vielen verschiedenen Bedingungen ab. Meßstationen weitab von Verkehr und Innenstadt geben andere Werte, als wenn man »vor Ort« messen würde. Die Meßhöhe ist ganz entscheidend: Es kann immer wieder nachgewiesen werden, daß die Schadstoffbelastung an Straßen in Kinderkopf- und Kinderwagenhöhe, also etwa einen Meter über dem Erdboden, ganz deutlich größer ist als in Kopfhöhe eines Erwachsenen. Meßstationen, die sich womöglich mehrere Stockwerke hoch auf Gebäuden befinden, können deshalb eigentlich keine Werte abgeben, die eine wirkliche Bedeutung für die Betroffenen haben können.

Manche Industrieanlagen bliesen vor etwas mehr als einem Jahrzehnt nachgewiesenermaßen immer dann ihre Schadstoffe in die Luft, wenn die Verantwortlichen, zum Beispiel an Wochenenden, sicher sein konnten, daß nicht gemessen wurde.

Schadstoffmessungen werden im übrigen meist als Mittelwerte angegeben. Diesen Mittelwerten liegen aber natürlich tageszeitlich und auch örtlich schwankende

Angaben zugrunde, so daß man davon ausgehen kann, daß einzelne kurzzeitige Spitzenwerte deutlich höher liegen.
Für manche Schadstoffe gibt es Richtwerte. Über diese Konzentration hinaus wird davon ausgegangen, daß eine Gesundheitsgefährdung bestehen kann. Was davon zu halten ist, kann man besser beurteilen, wenn man weiß, daß diese Richtwerte von Land zu Land unterschiedlich sind. Besonders absurd wird dieses Denken dann, wenn Richtwerte per Gesetz heraufgesetzt werden: Das gleicht einer Verfügung, die besagen würde, daß ab einem bestimmten Zeitpunkt nicht mehr 80 Herzschläge pro Minute, sondern 100 Herzschläge pro Minute beim Erwachsenen als normal anzusehen sind. Nehmen Sie es also nicht übermäßig ernst, wenn jemand davon redet, daß bestimmte Schadstoffkonzentrationen ungefährlich sein sollen. Solche Werte kann man eigentlich gar nicht festlegen.
Im übrigen haben Sie guten Grund zur Annahme, daß Kinder grundsätzlich erheblich mehr gefährdet sind als Erwachsene. Sie wissen ja: Die Atemwege bei Kindern sind enger als bei Erwachsenen. Hinzu kommt, daß Kinder normalerweise körperlich aktiver sind als Erwachsene und relativ mehr Luft verbrauchen. Ihr Kind hat zudem schon Pseudo-Krupp-Anfälle gehabt – in vielen Fällen ein Hinweis auf ein überempfindliches Bronchialsystem, das natürlich auch auf Schadstoffe schneller reagiert. Wenn bereits ein Virusinfekt vorliegt, sind die oberen Atemwege zusätzlich viel schneller bereit, auf Schadstoffe zu reagieren.
Seien Sie sich deshalb sicher: Sie handeln nicht übertrieben vorsichtig, sondern angemessen und besonnen, wenn Sie versuchen, Ihr Kind soweit wie möglich vor den Schadstoffen der Außenluft zu schützen.

Das bedeutet vor allem:

- Wenn Sie an verkehrsreichen Straßen wohnen, lüften Sie Ihre Wohnung nur dann, wenn keine Spitzenbelastungen durch den Verkehr gegeben sind: vor allem sehr früh morgens, mittags und spätabends, auf keinen Fall zur »Rush-hour«.
- Lassen Sie Ihr Kind nicht an verkehrsreichen Straßen spielen. Besuchen Sie mit ihm Spielplätze und Anlagen weitab vom Verkehr.
- Autofahren erzeugt Schadstoffe. Außerdem ist im Auto die Schadstoffkonzentration oft höher als außerhalb. Vermeiden Sie Autofahren, wann immer es geht.
- In einem Kindersitz auf Ihrem Fahrrad atmet Ihr Kind an der Straße weniger Schadstoffe ein, als wenn es Sie zu Fuß begleitet.
- Hören und beachten Sie regelmäßig den langfristigen Wetterbericht und eventuelle Vorhersagen über Smogentwicklung. Wenn Sie sich ziemlich sicher sein können, daß eine gefährliche Wetterlage für Ihr Kind entsteht, sollten Sie ausweichen, wenn Sie können: zum Beispiel zu Verwandten oder Freunden.
- Beachten Sie im Sommer die Warnhinweise auf hohe Ozonkonzentrationen. Ihr Kind ist auch bei Werten um die 120 Mikrogramm pro Kubikmeter Luft schon gefährdet.
- Wenn noch keines Ihrer Kinder schulpflichtig ist, sollten Sie überlegen, ob Sie nicht den Familienurlaub in Herbst oder Winter verbringen können.
- Wenn Sie die finanzielle Möglichkeit haben: Berücksichtigen Sie bei einem eventuell anstehenden Umzug den gesundheitlichen Zustand Ihres Kindes. Ziehen Sie in Gegenden, die möglichst weitab vom Verkehr und von Industrieanlagen sind.

Schadstoffe im Innenraum

In den letzten Jahrzehnten hat sich das Freizeitverhalten von Kindern, aber auch von Erwachsenen erheblich geändert. Man geht davon aus, daß nur etwa zehn Prozent der Zeit im Freien verbracht wird. Dementsprechend rücken neben den Schadstoffen der Außenluft auch die Schadstoffe innerhalb der Wohnung immer mehr in den Blickpunkt. Sie können besonders dann erhebliche Konzentrationen erreichen, wenn es bei hoher Wärmeisolierung und geringer Lüftung zu keinem Luftaustausch kommt.

Die Hauptschadstoffquelle in Wohnungen und Häusern ist Tabakrauch, wenn auch nur einer der Elternteile raucht oder regelmäßige Besucher rauchen dürfen. Bei Kindern mit Atemwegserkrankungen kann das nicht toleriert werden.

Hohe Konzentrationen an Stickstoffdioxid und Kohlenmonoxid werden dann erreicht, wenn offene Kamine oder Gasherde ohne Abzug und Lüftung betrieben werden. Offene Kamine werden auch wegen der Rauchentwicklung grundsätzlich von Menschen mit Atemwegserkrankungen als unangenehm und belastend empfunden. Wenn Sie einen solchen Kamin haben, sollten Sie ihn, Ihrem Kind zuliebe, nicht betreiben.

Weitere Quellen von Schadstoffen in der Innenraumluft können sein:

- Möbel, bei denen formaldehydhaltige Spanplatten verarbeitet wurden,
- Klebstoffe, die bei der Verlegung von Teppichböden verarbeitet werden,
- manche Teppichböden selbst,
- manche PVC-Bodenbeläge,

- mit Holzschutzmitteln bearbeitete Holzverkleidungen,
- lösungsmittelhaltige Lacke.

Besonders, wenn Ihr Kind auch tagsüber nur in bestimmten Räumen hustet oder in seinem Allgemeinbefinden beeinträchtigt ist, kann das ein Hinweis sein, hier einmal gründlicher zu überlegen, welcher Innenraumschadstoff dafür der Auslöser sein kann. Wenn nicht nur Ihr Kind, sondern die ganze Familie unter vielerlei diffusen Beschwerden leidet, wie zum Beispiel Kopfschmerzen, Abgeschlagenheit, Schwindel, sollten Sie dringend Ihren Arzt darauf hinweisen und ihn oder die Krankenkasse fragen, ob es an Ihrem Wohnort die Möglichkeit einer umweltmedizinischen Beratung gibt. Viele Eltern sparen gerade bei den Kindermöbeln. Das sollten Sie, Ihrem Kind zuliebe, nicht tun. Insbesondere bei der Ausstattung des Kinderzimmers bzw. des Schlafraums Ihres Kindes sollten Sie, im Rahmen Ihrer finanziellen Möglichkeiten, unbedingt auf eine gesunde Einrichtung achten. Sie treffen damit gleichzeitig Vorsorgemaßnahmen zum Schutz vor weiteren Atemwegserkrankungen. Dazu gehört unter anderem

- eine Einrichtung mit unbehandelten Naturholzmöbeln,
- der Verzicht auf lösungsmittelhaltige Lacke,
- der Verzicht auf Klebstoffe bei Bodenbelägen,
- Kokos-, Baumwoll- oder Wollteppiche von Herstellern, die dafür garantieren, daß diese Materialien nicht mit Insektiziden oder anderen Chemikalien behandelt wurden, oder
- Linoleumbeläge.

Manches davon wird in Mietwohnungen, in denen man teilweise Ausstattung wie Teppichböden und Wandverkleidungen übernimmt und nicht ohne weiteres ändern kann, nicht möglich sein. Wenn Sie sich aber mit dem Gedanken tragen, umzuziehen oder selbst zu bauen, sollten Sie sich vorher gründlich informieren, wie Sie für ein gesundes Wohnklima für Ihr Kind und sich sorgen können.

Zusammenfassung

Obwohl es teilweise gegenteilige Behauptungen in der Medizinforschung gibt, kann man davon ausgehen, daß Schadstoffe der Außenluft zum Auftreten und zur Häufigkeit von Pseudo-Krupp-Anfällen beitragen. Neben Schwefeldioxid, Stickstoffdioxid, Kohlenmonoxid und Ozon sind es Feinstäube und Gase, die bei empfindlichen Personen Atemwegserkrankungen auslösen und verstärken. Richtwertangaben für die Unschädlichkeit von Schadstoffen sind oft durch politische Entscheidungen bestimmt.

Den Schadstoffen der Außenluft kann man nur manchmal und teilweise ausweichen – durch verändertes Freizeitverhalten, durch Aufenthalt in der Wohnung oder langfristig durch Umzug.

Innenraumschadstoffe entstehen vor allem durch das Rauchen von Erwachsenen und durch offenes Feuer in der Wohnung, also durch Kamine und Gasherde. Außerdem sind vor allem billige Möbel und Einrichtungsgegenstände Quellen von Schad- und Reizstoffen. Manchmal ist ein Zusammenhang mit der Pseudo-Krupp-Erkrankung des Kindes ganz offensichtlich und macht eine sofortige Wohnungssanierung erforderlich. Anderenfalls sollten solche Schadstoffquellen vorsorglich spätestens bei Neueinkäufen, bei Renovierungsmaßnahmen oder bei einem Umzug vermieden werden.

Alternative Behandlungsmethoden – Entscheiden Sie sich bewußt!

Viele Menschen sehen den Arzt und seine Hilfe hauptsächlich als ein Angebot während akuter Erkrankungen. Man geht zum Arzt, wenn man krank ist. Man erwartet, daß die Krankheit durch die Untersuchungen schnell und sicher festgestellt und mit Hilfe von Medikamenten möglichst rasch geheilt wird. Das ist fast vergleichbar mit den Diagnose- und Reparaturerwartungen, die man auch an eine Autowerkstätte stellt. Niemand kann sich eigentlich vorstellen, weshalb er mit einem intakten Auto zur Werkstätte fahren sollte. Genausowenig sieht auch kaum jemand einen Sinn darin, im vermeintlich gesunden Zustand eine Beratung beim Arzt zu suchen. Deshalb werden auch sowohl die eigentlich vorgeschriebenen Inspektionen des Autos genauso wie die vorgeschlagenen Vorsorgeuntersuchungen bei Kindern und Erwachsenen oft nicht durchgeführt.

Ärzte würden wahrscheinlich gern auch über Gesundheitsvorsorge, Lebensführung und Gefahrenvermeidung beraten. Dazu wäre aber Zeit vonnöten. Bei einer Patientenmenge von oft mehr als fünfzig Kranken am Tag ist diese Zeit nicht vorhanden. Wahrscheinlich schleicht sich bei vielen Ärzten im Verlauf etlicher Praxisjahre auch eine gewisse Resignation ein. Oft genug werden ja auch angemessene Ratschläge in den Wind geschlagen, deren Beachtung den Gesundheitszustand des Patienten noch lange auf hohem Niveau halten könnten.

Eltern von chronisch kranken Kindern und Eltern von Kindern mit bedrohlich verlaufenden Erkrankungen – wie Sie mit einem Pseudo-Krupp-Kind – haben aber doch häufig andere Erwartungen an die ärztliche Behandlung und Beratung und sind enttäuscht, wenn über die Verordnung immer derselben Medikamente hinaus nichts Konkretes geboten wird: Sie haben das Gefühl, daß nur an den Symptomen der Krankheit herumgedoktert wird, und Sie suchen weiter nach einer grundlegenden Heilungsmöglichkeit für Ihr Kind. Sie erwarten Hilfe und Unterstützung in der Bewältigung der Krankheit Ihres Kindes. Sie wollen möglichst glaubwürdige und realistische Prognosen über zu erwartende Krankheitsverläufe erhalten. Sie möchten über Verbesserungen und Verschlechterungen reden können und über unterstützende Maßnahmen beraten werden, die sich nicht nur auf ein akutes Krankheitsereignis richten, sondern auf den allgemeinen Gesundheitszustand Ihres Kindes. Das weitverbreitete einfache Reparaturverhalten in der »Schulmedizin« beruht zwar zu weiten Teilen auch auf der Erwartungshaltung vieler Patienten. Es führt aber doch auch immer mehr Menschen auf die Suche nach anderen Behandlungsmethoden – nach Naturheilmethoden, nach sanfter Medizin, nach alternativer Behandlung, nach einer ganzheitlichen Sicht des Menschen, die sich nicht nur an der Fehlfunktion eines einzelnen Organs orientiert, sondern am Zusammenspiel aller Teile. Solche Behandlungsmethoden werden auf der einen Seite von klassisch ausgebildeten Ärzten angeboten, die sich durch

Zusatzausbildungen damit vertraut gemacht haben, und andererseits von Heilpraktikern.
Sie sollten sich klar sein, daß Sie hier vor einem nahezu unüberschaubaren Gebiet stehen, in dem viele echte, hilfreiche Angebote neben kompletter Scharlatanerie an der Grenze zum Betrug stehen.
Alle echten Naturheilverfahren gehen davon aus, daß der menschliche Organismus über eigene Kräfte verfügt, mit denen er sich in den meisten Fällen selbst heilen kann. Vor allem bei chronischen Krankheiten sollen diese Kräfte dann geweckt, angeregt, unterstützt, gesteigert und trainiert werden. Diese Naturheilverfahren umfassen den ganzen Menschen. Sie verwenden sehr häufig für diesen Heilungsprozeß natürliche Faktoren – Wärme und Kälte, Ruhe und Anregung, Nahrung und Heilkräuter, Licht und Klimafaktoren. Viele dieser Naturheilverfahren haben auch Eingang in die Schulmedizin gefunden, weil ihre Wirkungen gut untersucht und nachgewiesen werden können – zum Beispiel Massagen, Bäder und Wasseranwendungen, autogenes Training, Ernährungsberatung, Inhalationen, Kuren mit den verschiedensten Anwendungen, Atmungs- und Bewegungstherapie und ähnliches.
Diese Liste kann schon aufzeigen, daß es sicher eine falsche Vorstellung ist, wenn man meint, alle Naturheilverfahren seien grundsätzlich sanft und frei von Nebenwirkungen. Richtig ist, daß sie auch sehr genau auf den jeweiligen Zustand des Patienten hin verordnet werden müssen und bei falscher Verordnung erhebliche Schäden angerichtet werden können. Falsch temperierte Bäder können bei Fieberkranken den Zustand dramatisch verschlechtern. Falsch angewendete Inhalationen können erst recht Hustenreiz und Atembeschwerden auslösen. Und daß auch pflanzliche Mit-

tel wie das immunstimulierende Echinacea nicht nur nützen, sondern sogar schaden können, haben Sie bereits gelesen. »Alternative«, »sanfte«, »natürliche« Heilverfahren sind also auf keinen Fall grundsätzlich für eine Selbstbehandlung nach dem Motto geeignet, ein Versuch könne nicht schaden.

Hinzu kommt: Die meisten alternativen Behandlungsmethoden sind nicht so ohne weiteres von einem Patienten auf den anderen übertragbar. Wenn beim Kind Ihrer Nachbarin ein bestimmtes Naturheilmittel geholfen hat, das ihr ein Heilpraktiker verschrieben hat, dann kann es bei Ihrem Kind völlig unwirksam sein. Seriöse Heilpraktiker und Ärzte mit alternativen Behandlungsmethoden verschreiben ihre Medikamente nach anderen Kriterien. Sie versuchen oft, durch umfangreiche Gespräche und Untersuchungen die Gesamtpersönlichkeit Ihres Kindes und das gesamte Familienklima zu erfassen. Dann stellen sie ihre Behandlungsvorschläge darauf ein. Besonders ausgeprägt ist diese Sichtweise in der Homöopathie. Ein homöopathisches Mittel, das genau bei den gleichen Beschwerden einem anderen hervorragend geholfen hat, kann bei Ihnen völlig wirkungslos bleiben oder sogar schädlich wirken. Bei einer Krankheit wie Pseudo-Krupp spielt es aus der Sichtweise der Homöopathie dann zusätzlich noch eine Rolle, ob das Kind abgeschlagen ist oder relativ munter bleibt, ob es fiebert oder nicht, ob es sich friedlich verhält oder eher reizbar ist, ob es blaß oder rötlich aussieht usw.

Die richtige Anwendung homöopathischer Mittel erfordert eine gründliche Untersuchung

Homöopathische Mittel müssen deshalb eigentlich immer von einem fachkundigen Behandler verordnet werden, nachdem ausführliche Gespräche und Untersuchungen stattgefunden haben.

Auf diesem Hintergrund ist es schwer verständlich (und soll deshalb in diesem Ratgeber nicht wiederholt werden), wenn sich in Büchern Angaben von möglichen homöopathischen Mitteln zur Selbstbehandlung finden lassen.

Wer sich auf die Suche nach neuen Behandlungsformen begibt, weil er von dem gewohnten Vorgehen enttäuscht ist, der darf nicht den Fehler begehen, schon deshalb von einer Vorgehensweise Wunder zu erwarten, weil sie anders ist. Sie als Eltern eines Pseudo-Krupp-Kindes können im übrigen sicher sein: Wenn es irgendwo auf der Welt eine Methode gäbe, mit der jedes Kind rasch, sicher und nebenwirkungsfrei von zukünftigen Pseudo-Krupp-Anfällen befreit werden könnte, dann wäre diese Methode bekannt und würde in breiter Linie auch von Schulmedizinern eingesetzt. Weil der akute Pseudo-Krupp-Anfall so ein lebensbedrohliches Ereignis ist, weisen aber auch ansonsten völlig naturheilkundlich orientierte Ärzte darauf hin: Wenn Luftbefeuchten und Beruhigen keinen Effekt bringen und Erstickung droht, dann sind Kortison-Zäpfchen das einzige Mittel der Wahl.

Wenn Sie von alternativen Behandlungsmethoden aber eine umfassendere Unterstützung und Beratung bei der langfristigen Gesunderhaltung Ihres Kindes erwarten, als das in der normalen Arztpraxis für gewöhnlich der Fall ist, kann das der völlig richtige Weg sein.

Allerdings gilt auch hier (wie in weiten Teilen der Schulmedizin):

- Es gibt einige Diagnosemethoden und Behandlungsverfahren, die nichts bewirken und im besten Fall völlig überflüssig sind, manchmal sogar schädlich.
- Es gibt außerdem manches, was nur bei einigen Patienten wirkt, bei vielen anderen aber nicht.

- Genauso gibt es Untersuchungen und Verordnungen, die sicher für viele andere Patienten gut und richtig sind, die aber bei Ihrem Pseudo-Krupp-Kind vielleicht nicht angebracht sind.
- Und schließlich: Es gibt Erkrankungen und Beschwerden, die auch auf lange Sicht, mit welcher Methode auch immer, nur zu lindern, aber nicht völlig zu heilen sind.

Wie können Sie sich aber nun auf dem Gebiet der alternativen Behandlungsmethoden zurechtfinden? Wie können Sie schwarze Schafe, unseriöse und betrügerische Anbieter von Therapie und Behandlung unterscheiden von denen, die nach intensiver Beschäftigung mit den Grundlagen erfolgversprechender Methoden und in wahrhaftiger Überzeugung von ihren Strategien teilweise verblüffende Behandlungserfolge erzielen?

Nun – aus den schlechten und den guten Erfahrungen vieler Eltern chronisch kranker Kinder lassen sich durchaus einige Kriterien beschreiben, mit denen Sie wahrscheinlich die Spreu vom Weizen trennen können.

- Gerade bei der Behandlung von Kindern sind Sympathie, Vertrauen und freundlicher Umgang entscheidend. Manchmal werden Sie aber schon nach der ersten Begegnung mit einem Heilpraktiker oder mit einem naturheilkundlich orientierten Arzt den Eindruck haben: Weder Sie noch Ihr Kind werden mit ihm klarkommen. Sein Gehabe und sein Gerede ist Schaumschlägerei. Vertrauen Sie dann Ihrem gesunden Menschenverstand, bevor Sie zuviel Geld verlieren. Erfolgreiche alternative Heiler halten normalerweise nichts von falschen Versprechungen und großen Worten. Sie legen viel Wert auf einen menschlichen Umgang mit ihren Patienten.

- Naturheilkundliche Behandlungsverfahren, homöopathische Behandlungsverfahren und andere alternative Behandlungsformen können gelehrt und an andere interessierte Ärzte und Heilpraktiker weitergegeben werden. Machen Sie deshalb einen großen Bogen um Heiler, die mehr oder weniger sagen: »Das, was ich hier mache, kann nur ich allein«, die von einem »von mir erfundenen Spezialverfahren« reden oder sich auf spirituelle und kosmische Energien berufen, die ihnen Kraft zum Heilen geben würden.
- Weder aus den Augen, noch aus der Zunge, dem Ohr oder der Fußsohle kann irgend jemand *sämtliche* Erkrankungen des Menschen ablesen, und auch nicht aus der Analyse eines Haares. Bleiben Sie deshalb skeptisch, wenn der Arzt oder Heilpraktiker seine Diagnose der Krankheit einzig und allein auf die Betrachtung eines einzelnen Organs oder eines Körperteils beschränkt, das angeblich alle Krankheiten des jeweiligen Menschen widerspiegeln soll.
- Grundsätzlich ist es immer gefährlich, wenn Sie von sich aus oder auf den Ratschlag eines alternativen Behandlers hin alle bisher verwendeten Medikamente weglassen. Ein seriöser Heilpraktiker oder Arzt macht solche Vorschläge nicht. Er versucht allenfalls, während einer Übergangszeit eine Umstellung von der bisherigen Behandlungsmethode Ihres Kindes auf sein Konzept zu erreichen.
- Kinder dürfen weder zu mehrtägigem Fasten, noch zu langdauernden »Spritzenkuren« oder zum Gurgeln mit Urin gezwungen werden. Bleiben Sie deshalb nicht bei Behandlern, die die Erfolgsaussichten der Behandlung an völlig unrealistische Anforderungen knüpfen, zum Beispiel an die Einhaltung eines extrem einseitigen Ernährungsplans, an die Anwendung

von Mitteln und Verfahren, die sehr quälend sind, oder an Methoden, die Ihrem Kind zuwider sind und ihm nur mit Zwang verabreicht werden können.

- Ob Sie berufstätig sind oder nicht, ob Sie geschieden sind oder nicht, ob Sie alleinerziehen oder nicht, ob Sie selbst Krankheiten haben oder nicht – so etwas spielt zwar möglicherweise eine Rolle für die Art und Weise, wie Sie mit Ihren Kindern umgehen können, und darüber sollte man reden können. Einen Behandler aber, der sehr rasch und strikt Ihren Lebensstil für das Entstehen und das Ausmaß der Erkrankung Ihres Kindes verantwortlich macht und Ihnen damit große Schuldgefühle einflößt, können Sie guten Gewissens meiden.

Demgegenüber gibt es mehrere Punkte, aus denen Sie schließen können, daß Sie es mit einer erfolgversprechenden Behandlungsmethode und mit einem Behandler zu tun haben, dem Sie langfristig vertrauen können:

- Ein ganz wesentliches Defizit schulmedizinischer Behandlung ist der Zeitmangel, der in den allermeisten Arztpraxen herrscht. Ein guter Behandler läßt sich Zeit für Gespräche mit Ihnen, weit mehr, als Sie das sonst gewohnt sind, und er sorgt dafür, daß diese Gespräche im gleichen Umfang in regelmäßigen Abständen durchgeführt werden.
- Bei der langfristigen Behandlung Ihres Kindes hat er das erklärte Ziel vor Augen, das gestörte Gleichgewicht des Organismus wieder in Ordnung zu bringen und die natürlichen Lebens- und Wachstumsprozesse zu unterstützen.
- Seine Verfahren stützen sich auf die Diagnose von Vitamin- oder Mineralmangelzuständen.
- Außerdem haben sie das Ziel, eventuell aufgenomme-

ne Schadstoffe unschädlich zu machen oder »auszuleiten«.

- Ein weiteres Defizit in den allermeisten Arztpraxen ist die vorrangige Orientierung an Krankheit. Ein guter alternativer Behandler stellt die Aufrechterhaltung von Gesundheit und die Verhinderung von Krankheit in den Vordergrund seiner Bemühungen. Im Fall Ihres Kindes wird das vor allem die Vermeidung von Allergien und chronischen Atemwegserkrankungen sein.
- Er versucht, Ihr Kind, Sie und die Familie zu einer Umstellung Ihrer Lebensgewohnheiten zu motivieren.
- Er spricht mit Ihnen über eine gesundheitsfördernde Lebensweise und bietet Ihnen konkrete Anregungen zu einer Ernährungsumstellung. Über Schwierigkeiten dabei können Sie mit ihm reden, ohne daß er Ihnen Vorwürfe macht.
- Er kann Wünschenswertes von Machbarem trennen. Deshalb macht er Sie nicht für das Versagen der Behandlung verantwortlich, falls Ihr Kind entgegen seiner Vorschläge doch manchmal Süßigkeiten zu sich nimmt, Fernsehen schaut oder sich nicht zur Abhärtung kalt abduschen mag.
- Er weist darauf hin, daß es bei einigen Verfahren am Anfang zu einer Verschlechterung der Symptome kommen kann. Seine Angaben über die Dauer dieses Zustands sind realistisch.
- Er rechnet die Behandlung Ihres Kindes mit Ihnen so ab, daß sie bezahlbar bleibt und auf keinen Fall aus Kostengründen irgendwann abgebrochen werden muß. Wo immer es geht, bemüht er sich, seine Behandlung so zu begründen und die Rechnung zu for-

mulieren, daß eine Erstattung durch Ihre Krankenkasse möglich ist.

Insgesamt läßt sich sagen: Besonders erfolgreich sind alle Behandlungen, in denen ein Naturheilarzt oder ein Heilpraktiker den Betroffenen und seine Familie langfristig, dauerhaft und über Jahre behandelt und begleitet. Dafür spielt wohl die erheblich größere Anzahl von Gesprächen eine große Rolle. Sie verschaffen dem Behandler eine genaue Kenntnis über das Lebensumfeld und die Einflußmöglichkeiten, und sie schaffen ein Klima des Vertrauens.

Besonders erfolgreich sind Behandlungen auch dann, wenn ein Naturheilarzt oder ein Heilpraktiker den Betroffenen und seine Familie zu einer völligen Umstellung der Lebensgewohnheiten motivieren konnte. Denn das sollte Ihnen klar sein: Viele alternative Behandlungsmethoden umfassen auch ein Lebenskonzept, das man möglichst teilen sollte. Deshalb sollten Sie sich am besten vor Beginn der Behandlung wenigstens ansatzweise über das Erklärungssystem informieren, das der Behandler zur Grundlage nimmt. Ob es die Homöopathie ist, die anthroposophische Medizin, die Symbioselenkung oder klinisch-ökologische Ansätze – es gibt heutzutage genug allgemeinverständliche Veröffentlichungen. Zumindest nach dem Beginn der Behandlung sollten Sie sich vom Heilpraktiker oder vom Naturheilkundler sagen lassen, wie Sie mehr über das Behandlungskonzept erfahren können. Die meisten geben Ihnen gern Informationsmaterial und entsprechende Hinweise.

Manche Eltern von chronisch kranken Kindern berichten von einem angenehmen, konkurrenzlosen Nebeneinander schulmedizinischer und alternativer Behandlungsmethoden. Einerseits werden die konkreten

Beschwerden beim Pseudo-Krupp-Anfall in der Art und Weise behandelt und bekämpft, wie es in diesem Buch beschrieben wurde. Andererseits wird auf die unterschiedlich möglichen Weisen versucht, das Immunsystem des Kindes so zu unterstützen, daß es langfristig besser mit Infekten, Reizstoffen und Streßsituationen fertig werden kann. Bei einem solchen Nebeneinander sollten aber grundsätzlich beide Behandler voneinander wissen. Der Versuch, sich neben der Behandlung durch einen schulmedizinisch orientierten Arzt noch heimlich anderswo Hilfe zu suchen, ist zum Scheitern verurteilt. Ein solches Vorgehen schafft ein Klima der Unehrlichkeit und ist außerdem gefährlich, weil möglicherweise völlig unverträgliche Behandlungsformen nebeneinander angewandt werden.

Zusammenfassung

Es gibt viele alternative Behandlungsformen. Sie weisen kaum Gemeinsamkeiten miteinander auf. Manche von ihnen haben auch Einzug in die schulmedizinische Anwendung gehalten.

Trotz des nahezu unüberschaubaren Angebots gibt es Kriterien, an denen man einigermaßen sicher ablesen kann, ob man sich in gute Hände begeben hat.

Bei Pseudo-Krupp haben alternative Behandlungsformen vor allem eine Bedeutung bei der Infektvorbeugung, bei der Unterstützung des Immunsystems und bei der Behandlung von Schädigungen durch Schadstoffe.

Alternative Behandlungsformen sind meist in ein umfassendes Konzept zur gesunden Lebensweise eingebunden. Man sollte sich deshalb gründlicher über das verwendete System informieren, um eine fundierte Entscheidung darüber zu treffen.

Schlußbemerkungen

Ihre berechtigte Sorge: Wie geht es weiter?

Eltern mit Pseudo-Krupp-Kindern möchten so früh wie möglich wissen, ob ihr Kind im Schulalter wieder völlig gesund sein wird. Sie hören aber auch nur allzugern auf Versprechungen und Vertröstungen. »Das wächst sich bei den meisten Kindern wieder aus« – »Spätestens mit sechs Jahren ist das vorbei« – solche und ähnliche Bemerkungen kommen ja nicht nur aus dem Bekanntenkreis, sondern durchaus auch von Kinderärzten.

Sie sollten wissen: Daß Pseudo-Krupp ohne Folgeerkrankungen verschwindet, kann stimmen – aber es stimmt nicht immer. Pseudo-Krupp-Anfälle als eine schwerere Verlaufsform von Erkältungsinfekten im Kleinkindalter und der spontan auftretende spasmodische Pseudo-Krupp sind relativ häufig die ersten Warnzeichen für eine besondere Empfindlichkeit der Atemwege des Kindes und seines gesamten Immunsystems. Es gibt zwar zum Glück genügend Eltern, die berichten können, daß ihr Kind nach den Pseudo-Krupp-Attacken im frühen Kleinkindalter keine weiteren Atemwegsprobleme mehr hatte. Sehr viele Eltern von Kindern, die Heuschnupfen oder Asthma haben, können jedoch erzählen, daß diesen Erkrankungen Pseudo-

Krupp-Anfälle vorausgegangen sind – mit teilweise fließenden Übergängen von der einen Erkrankung zur anderen.

Eine große Wahrscheinlichkeit, daß Ihr Pseudo-Krupp-Kind im späteren Leben keine chronische Atemwegserkrankung bekommt, besteht dann,

- wenn die Pseudo-Krupp-Anfälle ausschließlich während eines Virusinfekts auftreten,
- wenn Ihr Kind solche Infekte nicht häufiger als fünf- bis sechsmal pro Jahr bekommt und sie einen normalen Verlauf nehmen, also spätestens innerhalb acht bis zehn Tagen überstanden sind,
- wenn nicht bei jedem dieser Infekte Pseudo-Krupp auftritt,
- wenn keine familiären Belastungen bekannt sind – also wenn kein näherer Verwandter Pseudo-Krupp hat oder hatte und auch niemand an Asthma oder Heuschnupfen leidet,
- wenn niemand in Ihrer Familie raucht und Sie allenfalls selten mit Ihrem Kind in einer Umgebung sind, wo geraucht wird,
- und natürlich dann, wenn Sie in einer Gegend wohnen, in der Sie und Ihre Familie nur selten Luftschadstoffen ausgesetzt sind.

Daß Ihr Pseudo-Krupp-Kind auch im späteren Leben Probleme mit Atemwegserkrankungen haben wird, ist dagegen besonders wahrscheinlich,

- wenn es überempfindliche Atemwege hat – das ist fast immer dann der Fall, wenn es häufig spasmodische Pseudo-Krupp-Anfälle bekommt,
- wenn sein Immunsystem geschwächt ist und es mehr als sechs Erkältungsinfekte pro Jahr bekommt,
- wenn nähere Verwandte Pseudo-Krupp haben oder

hatten oder wenn Verwandte an Asthma oder Heuschnupfen leiden,

- wenn Sie selbst oder andere Familienangehörige rauchen oder sich Ihr Kind häufig in Wohnungen aufhält, in denen ständig geraucht wird,
- und natürlich dann, wenn Sie in einer Gegend wohnen, in der durch Verkehr und Industrieabgase eine Dauerbelastung an Luftschadstoffen vorliegt oder immer wieder einmal Spitzenwerte an Schadstoffbelastung erreicht werden.

Je mehr bei Ihrem Kind darauf hindeutet, daß seine Pseudo-Krupp-Anfälle auch Warnzeichen für spätere Erkrankungen darstellen, desto wichtiger ist es für Sie, auf all das zu achten, was Verschlimmerungen vorbeugen oder sie verhindern kann, also

- auf ein rauchfreies Zuhause,
- auf schadstoffarme Innenraumausstattung,
- auf ein Freizeitverhalten, das eventuelle Schadstoffbelastungen in der Außenluft berücksichtigt,
- auf gesunde Ernährung,
- auf den richtigen Umgang mit Erkältungskrankheiten
- und auf eventuelle Behandlungen zur Unterstützung des Immunsystems.

Außerdem sollten Sie darauf vorbereitet sein, auftretende Atemwegserkrankungen möglichst frühzeitig zu erkennen und richtig behandeln zu lassen. Das ist deshalb nicht selbstverständlich, weil viele Eltern die ersten Anzeichen von chronischen Atemwegserkrankungen als »verschleppte Erkältungen« verkennen. Bei Eltern mit Pseudo-Krupp-Kindern kommt zusätzlich hinzu, daß sie manchmal asthmatische Atemnotzustände als Pseudo-Krupp-Anfälle mißdeuten und auch so zu behandeln versuchen, obwohl das völlig erfolglos ist.

Allergien, Heuschnupfen und Asthma frühzeitig erkennen

Wenn Ihr Kind auf bestimmte Dinge oder Umstände immer wieder mit Krankheitszeichen reagiert, dann sollte man rechtzeitig an die Möglichkeit denken, daß hier eine Allergie vorliegen kann – egal, ob es sich um Hautausschläge, um Übelkeit, um Hustenanfälle, um eine verstopfte Nase oder um Niesanfälle handelt. Allergische Reaktionen gibt es bei Kindern vor allem auf bestimmte Nahrungsmittel, aber auch auf natürliche Bestandteile der Luft wie Pollen, Hausstaub oder Schimmelpilze – die sogenannten inhalativen Allergene oder Einatmungsallergene. Während Nahrungsmittelallergien schon bei sehr kleinen Kindern auftreten können, kommen Allergien auf Pollen, Hausstaub oder Schimmelpilze frühestens bei drei- bis vierjährigen Kindern vor, oft auch erst später.

Bei Pseudo-Krupp-Kindern mit ihren oft überempfindlichen Atemwegen gibt es recht häufig schon vor dem Schuleintritt Reaktionen auf Einatmungsallergene. Erste Hinweise dafür zeigen sich oft in häufigem Schnupfen, der nicht wie eine Erkältung etwa sieben Tage dauert, sondern entweder nur kurzzeitig vorkommt oder sehr viel länger anhält. Dauerschnupfen bei Kindern ist häufig durch Hausstaub oder Hausstaubmilben verursacht. Das sind Allergene, die sich besonders in Polstern, Teppichen, Gardinen und vor allem in Betten ohne entsprechende Schutzbezüge befinden. Heftige Nies- und Schnupfenattacken vor allem an sonnigen Tagen im März und April deuten auf eine Allergie gegen Baumpollen, im Mai, Juni und Juli auf Allergien gegen Gräser und Getreidepollen, im August und September auf eine Allergie gegen Pollen bestimmter Kräuter hin. Niest und hustet Ihr Kind besonders dann, wenn es in feuchten, modrigen Räumen spielt, zum Beispiel auf Dachböden oder in Kellerräumen, dann spielen vermutlich Schimmelpilze als Auslöser eine Rolle.

Manche Kinder bekommen von den Einatmungsallergenen keinen Schnupfen, sondern unmittelbar Atembeschwerden – sie haben allergisches Asthma. Diese Atembeschwerden sind meist so stark, daß Eltern sofort merken, wenn mit ihrem Kind etwas nicht stimmt. Vor allem Atembeschwerden, die nicht vom typischen bellend-heiseren Krupp-Husten begleitet sind, Atemnot, die nach Anstrengung auftritt, und alle Atembeschwerden, die tagsüber auftreten, sind in aller Regel durch Asthma verursacht. Dabei kommt es zu einem krampfartigen Zusammenziehen der Bronchien, wobei zusätzliches Anschwellen der Bronchialschleimhaut und Schleimabsonderungen die Atmung erheblich erschweren. Bei Asthma entsteht die Atemnot, im Gegensatz zu Pseudo-Krupp, in den unteren Atemwegen. Asthmaanfälle müssen deshalb anders als Pseudo-Krupp-Anfälle behandelt werden.

Der Übergang von Pseudo-Krupp zu Asthma kann sehr fließend sein. Manche Kinderärzte veranlassen deshalb bei Kindern, die auch nach dem vierten Lebensjahr immer wieder Pseudo-Krupp-Anfälle bekommen, dieselben Untersuchungen wie bei asthmatischen Kindern: eine Abklärung, in welchem Ausmaß eine Hyperreagibilität des Bronchialsystems besteht, eine Untersuchung, welche möglichen Allergien vorliegen könnten, Messungen des Atemwegswiderstands nach körperlichen Belastungstests. Danach werden die gleichen Maßnahmen und Medikamente verordnet, die auch bei Asthma eingesetzt werden. Solche Untersuchungen sollten am besten in einer Klinik stattfinden, die sich auf Atemwegserkrankungen und Allergien spezialisiert hat. Oft ist das auch ambulant möglich.

Resignieren ist nicht nötig – jeder kann etwas tun!

Wenn Sie dieses Buch von vorn bis hinten durchgelesen haben, dann sind Sie jetzt möglicherweise etwas enttäuscht. Vielleicht haben Sie sich alles viel einfacher vorgestellt – so, wie es manche Broschüren von Arzneimittelfirmen bei vielen Krankheiten suggerieren: ein paar handfeste Hinweise auf Medikamente, die wirklich helfen, einige Bemerkungen zum richtigen Verhalten, ein paar Tips zur Vorbeugung – fertig!
Statt dessen haben Sie gelesen, daß Sie auf die Pseudo-Krupp-Erkrankung Ihres Kindes nur beschränkt Einfluß haben. Zu viele verschiedene Faktoren tragen zum Auftreten bei: nicht nur die grundsätzlichen körperlichen Besonderheiten bei jüngeren Kindern, nicht nur die individuellen Anlagen Ihres Kindes, nicht nur die Luftschadstoffe in Ihrer unmittelbaren Wohnumwelt, sondern auch die heute übliche Ernährung, die mit Sicherheit die Immunabwehr von Erwachsenen und Kindern eher schwächt als stärkt, außerdem ein Lebensstil, der auch schon kleinere Kinder in eine Vielzahl von Kontakten mit wechselnden Menschen bringt und die pädagogisch im Grunde wünschenswerte frühe Kindergartenbetreuung, die zu einer erheblich größeren Ansteckungsmöglichkeit mit eigentlich banalen Erkältungskrankheiten führt, als das früher der Fall war.
Wer also auf eine rasche, eingleisige Lösung für eine

Krankheit hofft, die so vielschichtige Ursachen hat, liegt falsch.

In der Erkenntnis, daß man durchaus nicht so viel Einfluß hat, wie man gerne haben möchte, liegt aber auch ein entlastendes Moment: Viele Eltern fragen sich nämlich bei einer schwereren Erkrankung ihres Kindes, ob sie nicht in irgendeiner Hinsicht Schuld daran tragen. Manchmal wird einem diese Schuldfrage auch von Verwandten, Freunden oder Bekannten angetragen: »Ich habe dir ja schon vor Monaten gesagt, daß du mit deinem Kind besser zu einem anderen Arzt gehen solltest« – »Wenn ihr das Kind wärmer anziehen würdet, so wie ich es euch immer sage, dann hättet ihr nicht dauernd diesen Ärger« – so oder ähnlich hören sich solche Vorwürfe an.

Versuchen Sie das abzuschütteln. Versuchen Sie auch, nicht sich selbst dauernd Vorwürfe zu machen, wenn Ihre Maßnahmen, die Sie zur Besserung des Gesundheitszustands Ihres Kindes unternehmen, nicht sofort zum Erfolg führen. Sie wissen jetzt: Sie haben nicht alles in der Hand. Selbst bei der gesündesten Ernährung kann ein Kind einen spasmodischen Pseudo-Krupp-Anfall bekommen, wenn es erheblichen Schadstoffen ausgesetzt ist. Gegen eine Erkältungswelle, die in Schulen und Kindergärten nahezu alle Kinder erfaßt, sind Sie machtlos.

Diese Haltung darf natürlich nicht dazu führen, resigniert die Hände in den Schoß zu legen. Abgesehen davon, daß im akuten Pseudo-Krupp-Anfall richtiges, besonnenes Verhalten lebensrettend sein kann, können Sie auch sicher sein, daß Sie mit richtiger Ernährung, mit sinnvoller Krankenbehandlung und mit den hier beschriebenen vorbeugenden Maßnahmen den

Gesundheitszustand Ihres Kindes auf Dauer deutlich stabilisieren können.

Beziehen Sie immer Ihre ganz speziellen Lebensumstände in die Überlegungen mit ein, welche Vorschläge Sie verwirklichen wollen und welche nicht. Nicht alles paßt für jeden Lebensumstand. Wenn Sie gezwungen sind, in einem Bereich starke Kompromisse zu machen, dann sollten Sie einem anderen Bereich ganz besonders starke Aufmerksamkeit widmen: Wenn es Ihnen zum Beispiel nicht möglich sein sollte, eine bessergelegene Wohnung als die jetzige an einer stark befahrenen Straße zu beziehen, dann sollten Sie verstärkt Wert auf richtige Ernährung und auf die Vermeidung von Innenraumschadstoffen legen.

Prüfen Sie sorgfältig, welche Maßnahmen für Ihre individuelle Lebenssituation geeignet sind

Wenn Sie durch Berufstätigkeit oder andere Gründe die Betreuung Ihres kranken Kindes nicht ganz optimal durchführen können, sollten Sie in der Freizeit mit dem Kind ganz besonders viel unternehmen, was nicht nur allen Beteiligten Spaß macht, sondern auch abhärtend und vorbeugend gegen Erkältungen wirkt.

Bedenken Sie bitte: Jede Lebenssituation bringt Vorteile und Nachteile mit sich. (Wer abseits der großen Städte in sauberer Landluft wohnt, hat zum Beispiel erheblich größere Probleme, nachts ärztliche Hilfe zu bekommen.) Versuchen Sie, die Vorteile Ihrer Lebenssituation zu sehen und zugunsten Ihres Kindes umzusetzen.

Atemwegserkrankungen von Kindern haben teilweise natürliche Ursachen. Ihre rasche Zunahme in den letzten Jahrzehnten zeigt aber, daß es sich auch um Zivilisationskrankheiten handelt. Dazu gehören wenigstens zu einem Teil auch die Kinder mit Pseudo-Krupp-Anfällen.

Bei einer Krankheit, die viele verschiedene Ursachen haben kann, die miteinander in Beziehung treten, werden die Betroffenen zu Recht wütend, wenn es nicht gelingt, offensichtliche Ursachen auszuklammern. Dabei sind einem ja in manchen Bereichen offensichtlich die Hände gebunden: Sie können zwar Ihrem Kind zuliebe mit Rauchen aufhören. Sie können mit einigem zusätzlichen Geldaufwand schadstoffbelastete Möbel und andere Einrichtungsteile ersetzen. Niemand aber wird Ihnen die nahegelegene Fabrik stillegen. Niemand wird darauf verzichten, auf der Straße vor Ihrer Wohnung täglich zur Arbeit zu fahren – »bloß« weil Ihr Kind an Pseudo-Krupp leidet.

Vielleicht werden auch Sie als Eltern eines Pseudo-Krupp-kranken Kindes in Zukunft aufmerksamer die Diskussion um Umweltfragen, vor allem um die Reinhaltung der Luft und der Kennzeichnung von Nahrungsmitteln und ihren Bestandteilen verfolgen. Lesen Sie dazu ruhig weitere Informationen, und betrachten Sie dieses Buch als eine Einführung ins Thema.

Vielleicht wollen Sie auch selbst etwas tun – zum Beispiel in Verbänden oder Parteien, für sich selbst und für die Zukunft Ihrer Kinder. Dann wäre die Krankheit Ihres Kindes Anlaß für Sie geworden, einen neuen, anderen Denkansatz zu gesellschaftlichen Grundfragen zu finden.

Scheint Ihnen das zu hoch gegriffen – bei einer »einfachen Kinderkrankheit«? Das müssen Sie selbst entscheiden.

Über eine Stellungnahme zu diesem Buch (an die Adresse des ECON Verlags) mit Anregungen für Verbesserungen bei Neuauflagen würde ich mich freuen.

Adressen

1) Welche Pseudo-Krupp-Initiativen es zur Zeit gibt und ob eine davon in Ihrer Nähe zu erreichen ist, erfragen Sie am besten über das
KINDERNETZWERK e.V.
Hanauer Straße 15
63739 Aschaffenburg
Auch über alle anderen Initiativen im Bereich »Hilfe für Kinder« können Sie hier jederzeit Auskunft erhalten.

2) Die größte deutsche Selbsthilfevereinigung für allergie- und atemwegskranke Kinder ist die
Arbeitsgemeinschaft Allergiekrankes Kind
– Hilfen für Kinder mit Asthma, Ekzem oder Heuschnupfen – e.V.

Hauptstraße 29	ab Mitte 1997: Nassaustraße 32
35745 Herborn	35745 Herborn

In vielen Städten und Gemeinden existieren Regionalgruppen. Sie können sich aber auch telefonisch direkt in Herborn zu allen Fragen, die im Zusammenhang mit Ihrem kranken Kind entstehen, beraten lassen. Natürlich sind Spenden und die Mitgliedschaft erwünscht.

3) Außerdem gibt es den
Allergie- und umweltkrankes Kind e.V.
Westerholter Straße 142
45892 Gelsenkirchen
Hier können Sie sich über ein besonders ganzheitliches Behandlungskonzept mit einem Schwerpunkt auf psychosomatische Sichtweisen beraten lassen, wie es in der Kinderklinik Gelsenkirchen entwickelt wurde.

4) Falls nicht nur Ihr Kind, sondern auch Sie selbst an allergischen Erkrankungen oder Erkrankungen der Atemwege leiden, können Sie sich auch an den
Deutschen Allergie- und Asthmabund e.V.
Hindenburgstraße 110
41061 Mönchengladbach
wenden. Mit dem Schwerpunkt auf Erkrankungen bei Erwachsenen werden hier vor allem schulmedizinische Behandlungsweisen bevorzugt. Wer die Informationen des DAAB liest, ist in diesem Bereich jeweils auf dem neuesten Stand.

5) Ein ganzheitliches Behandlungskonzept unter starker Berücksichtigung von Schadstoffen als Auslöser für allergische Erkrankungen vertritt der
Allergieverein in Europa e.V.
Marienstraße 57
99817 Eisenach
Besonders dann, wenn die Beschwerden Ihres Kindes auf keine gängige Behandlung ansprechen, sollten Sie sich von hier einmal Informationsmaterial zuschicken lassen.

ECON RATGEBER

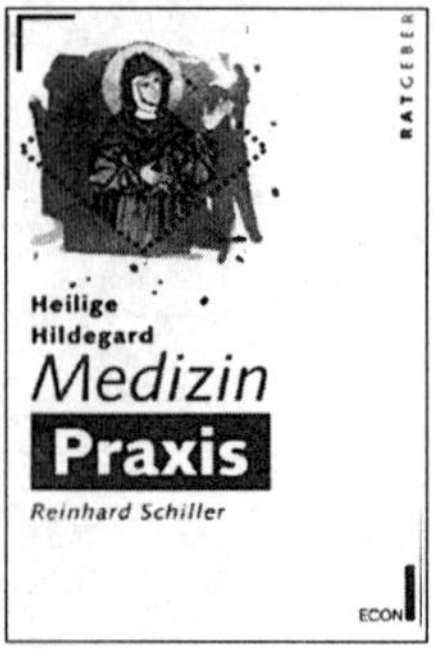

Reinhard Schiller
Hildegard
Medizin Praxis
TB 20445-9

Rezepte für ein gesundes Leben, Heilmittel im Einklang mit der Natur, Wahrung der ursprünglichen Lebenskraft, Ratschläge für die Selbstbehandlung: Dies ist die grundlegende Einführung in die Prinzipien der ganzheitlichen Medizin der hl. Hildegard von Bingen, deren Erkenntnisse helfen, Krankheiten vorzubeugen, und die Gesundheit und das Wohlbefinden fördern.

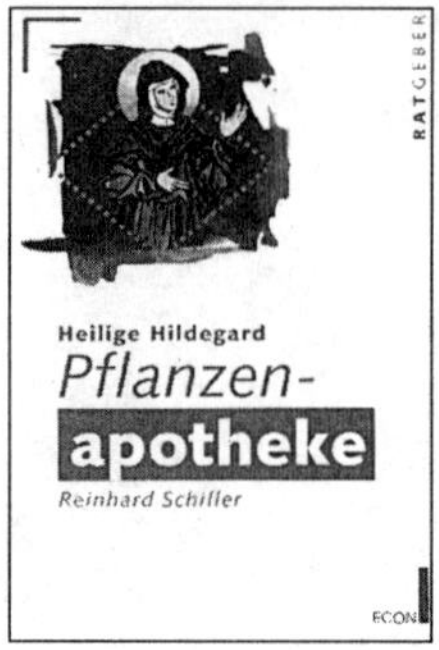

Reinhard Schiller
Hildegard
Pflanzenapotheke
TB 20444-0

In Worten und Bildern vermittelt die Hildegard Pflanzenapotheke alles über Heilpflanzen, deren Anwendung bei Erkrankungen sowie deren Anzucht und Aufbewahrung. Die Rezepte zur Herstellung von natürlichen Medikamenten aus den Heilpflanzen beruhen auf den Erkenntnissen Hildegards von Bingen, der Heiligen, Äbtissin und Visionärin (1098–1179). Ihr besonderes Wissen ist zusätzlich in Originalzitaten zu den einzelnen Pflanzen nachzulesen und gibt wertvolle Anregungen für die Selbstbehandlung und ein gesundes Leben.

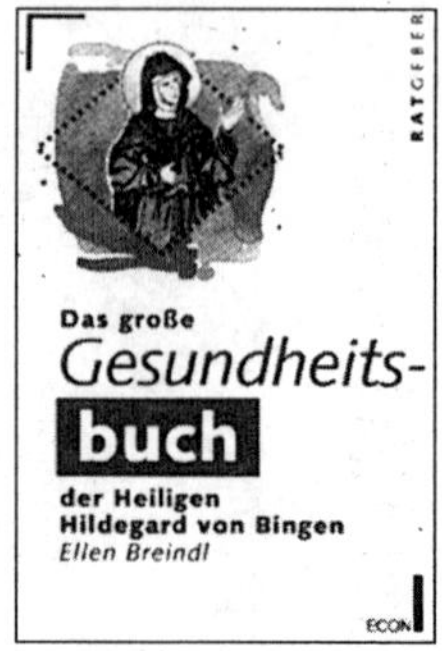

Ellen Breindl
Das große
Gesundheitsbuch der Hl.
Hildegard von Bingen
TB 20460-2

Über 800 Jahre sind seit dem Wirken der Hildegard von Bingen vergangen – und doch sind ihre Anleitungen zur Naturheilkunde von bestechender Aktualität. Dieses außergewöhnliche Gesundheitsbuch bietet praktische Ratschläge zur Verwendung von Heilkräutern bei Beschwerden jeder Art.

R 001

ECON TASCHENBÜCHER

ECON